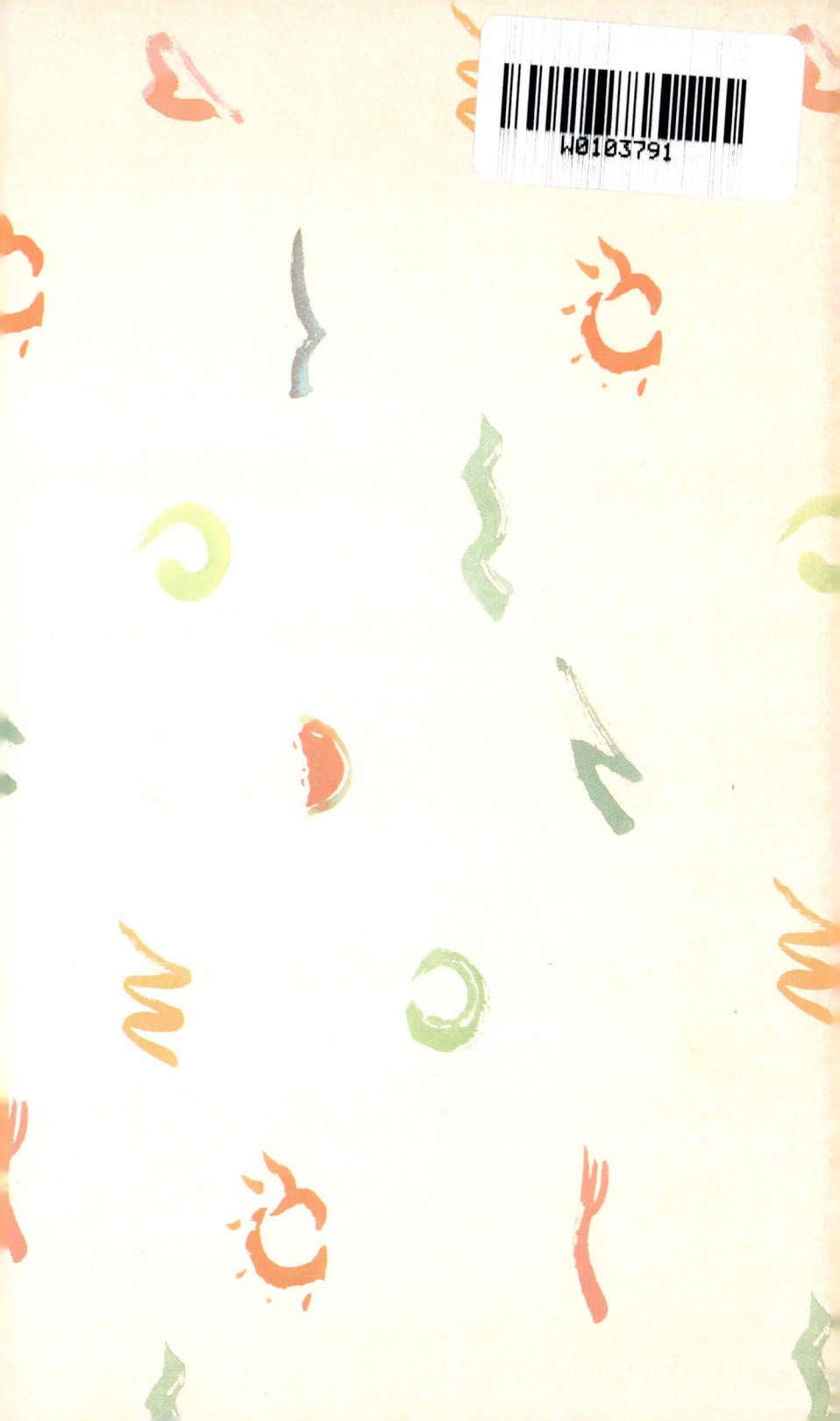

Heiko Ernst · Gesund ist, was Spaß macht

Heiko Ernst

Gesund ist, was Spaß macht

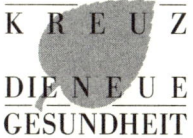

KREUZ
DIE NEUE
GESUNDHEIT

Die Gedanken, Methoden und Anregungen in diesem Buch stellen die Meinung bzw. Erfahrung des Verfassers dar. Sie wurden vom Autor nach bestem Wissen erstellt und mit größtmöglicher Sorgfalt überprüft. Sie bieten keinesfalls Ersatz für kompetenten medizinischen Rat. Jede Leserin, jeder Leser sollte für das eigene Tun und Lassen auch weiterhin selbst verantwortlich sein.
Daher erfolgen Angaben in diesem Buch ohne jegliche Gewährleistung oder Garantie des Verlags oder des Autors. Eine Haftung des Verlags oder des Autors für etwaige Personen-, Sach- oder Vermögensschäden ist ausgeschlossen, es sei denn im Falle grober Fahrlässigkeit.

2. Auflage (9.–13. Tausend) 1992
© 1992 by Dieter Breitsohl AG
Literarische Agentur Zürich
Alle deutschsprachigen Rechte beim Kreuz Verlag Stuttgart
Umschlaggestaltung: Christine Paxmann, München
Satz: DIGITAL Satz und Druck GmbH, Schrobenhausen
Druck und Bindung: Clausen & Bosse, Leck
ISBN 3 7831 1146 3

Inhalt

Einleitung 7

1. Wird Gesundheit zur Pflicht? 13
2. Gesund bleiben – wie geht das? 23
3. Gesundheit beginnt im Kopf 31
4. Das »Geheimnis« gesunder Menschen 37
5. Das Leben – eine lösbare Aufgabe 45
6. Sie müssen nur dran glauben! 51
7. Machen Sie sich ruhig Illusionen 65
8. Wir eingebildeten Kranken 73
9. Gesundheit ist ein Sozialprodukt 85
10. Schweigen macht krank, Reden ist Gold 99
11. Der Lohn der guten Tat 109
12. Gesund ist, was Spaß macht 115
13. Lebenskunst: Klugheit und Genuß 139

Zusammenfassung 155
Literatur 156

DIE NEUE GESUNDHEIT widmet sich ganz gezielt dem Thema Gesundheit. Sie will zeigen, wie man selbst sein persönliches Wohlbefinden fördern und erhalten kann. Der Grundgedanke ist dabei die Erkenntnis, daß die meisten der sogenannten »Zivilisationskrankheiten« durch unser eigenes Verhalten hervorgerufen werden, und daß wir sie deshalb auch selbst vermeiden oder heilen können.

Die Bücher der Reihe machen medizinische Behandlung im Krankheitsfall nicht überflüssig. Aber sie helfen, ein selbstverantwortliches Verhältnis zum eigenen Körper, zum Arzt und zu Krankheit und Gesundheit überhaupt zu entwickeln.

Mit spannenden Selbstzeugnissen und Berichten von Menschen, die erfolgreich ihre Probleme bewältigt haben, machen die Bücher Mut, die eigene Gesundheit selbst in die Hand zu nehmen.

Einleitung

Noch ein Buch über Gesundheit? Ja, aber: kein Ratgeber, keine Medizin-Kritik, kein Handbuch für Beschwerden aller Art, keine alternative Heilslehre, keine Pillenkunde oder Fitneß-Fibel. Die folgenden Seiten sollen Sie dazu animieren, einmal auf eine ganz andere Weise über Ihre Gesundheit nachzudenken. Dieses Buch zeigt Ihnen, warum die Erhaltung oder Wiedererlangung von Gesundheit nicht teuer erkauft werden muß, sondern das eher beiläufige Ergebnis einer bestimmten Lebensweise ist. Diese Lebensweise als »vernünftig« zu bezeichnen ist auf der ersten Seite des Buches sicher noch nichtssagend oder gar irreführend, vor allem, wenn unter »vernünftig« das übliche Bündel von Tugenden wie Disziplin, Verzicht, Vorsicht und Anstrengung verstanden wird. Der folgende Text will Ihnen vielmehr vor Augen führen, wie Gesundheit gerade dann bewahrt oder wiedergewonnen werden kann, wenn wir freundlich zu uns selbst sind. Er zeigt, daß unsere beste Gesundheitsfürsorge darin besteht, uns schrittweise von selbstauferlegten oder fremden Zwängen, Verboten und Verhaltensregeln zu befreien und herauszufinden, was uns guttut. Wenn Gesundheit die Grundlage für all das ist, was das Leben lebenswert macht, dann ist es doch paradox, sich diese Lebensfreude in stetiger, konzentrierter Anstrengung erkämpfen zu wollen und nur mit schlechtem Gewissen vom geistigen Trimmpfad mit seinen vielen Gebotstafeln abzuweichen. Wir können gesund sein und bleiben, gerade wenn wir lernen, das Leben in seiner Vielfalt zu genießen.

Aber haben wir nicht eben erst mühsam gelernt, daß Gesundheit eine Lebensaufgabe ist? Daß wir sie uns durch körperliche Fitneß, durch Diäten und regelmäßige Checkups, durch Einschränkungen und Vorsichtsmaßnahmen aller Art verdienen müssen? Haben wir der Sportartikel-Industrie und den Müsli-Herstellern nicht auch deshalb zu Milliardenumsätzen verholfen, damit wir erfolgreich dem Herzinfarkt davonjoggen und die Gefahr so häßlicher Zivilisationskrankheiten wie Magen-Darm-Krebs bannen? Soll all diese Mühe umsonst gewesen sein? – Möglicherweise ja! Denn so legitim und verständlich das Streben nach Gesundheit auch sein mag – viele haben sich dabei eine neue Tretmühle konstruiert, in der sie sich abrackern und plagen, als ob es nicht schon genug Tretmühlen und Leistungsstreß in unserem Leben gäbe.

Gesundheit kann kein »Programm« sein, in dem man die einzelnen Schritte pflichtbewußt abhakt und bei dem gilt: Je mehr ich mich diesem Programm widme, desto mehr Gesundheit erhalte ich als Gegenleistung. Diese Sichtweise entspricht in gewisser Weise der kapitalistischen Leistungsethik – ohne Schweiß keinen Preis, jede Leistung ist ihres Lohnes wert! Gesundheit ist aber weder eine Dienstleistung (an sich selbst) noch ein Tarifvertrag. Sie ist viel komplizierter. Sie erfaßt alle Lebensbereiche und wird von allen Lebensbereichen beeinflußt. Das genau ist mit dem neuen Modewort »ganzheitlich« auch gemeint: Jeder Aspekt des Lebens, jedes seelische oder körperliche Ereignis in unserem Alltag beeinflußt den Gesundheitszustand, positiv oder negativ.

Unser Blick hat sich in den letzten Jahren und Jahrzehnten sehr verengt auf die Gefahren und Risiken, durch die unsere Gesundheit bedroht wird. Das sind zum einen die Risiken durch unsere streßreiche Art, zu leben und zu arbeiten – Leistungsdruck, Konkurrenzdenken, Terminhetze und so weiter; zum anderen die »äußeren« Gefahren, etwa Umweltgifte oder radioaktive Strahlen. Wer gesundheitsbewußt leben will, muß sich im Grunde ständig diese schier unendliche Liste von Gefahrenquellen vergegenwärtigen und Vorsichts- und Gegenmaßnahmen ergreifen. Das kann schließlich in einer ausgewachsenen Hypochondrie enden, bei der Denken und Handeln nur noch um Gesundheit und Krankheit kreisen und alle Lebensenergie dafür aufgebraucht wird. Die unablässige Beschäftigung mit Gesundheitsrisiken macht paradoxerweise nicht gesünder, wie später noch gezeigt werden wird, sondern kränker und unglücklicher. Es geht keineswegs darum, Leichtfertigkeit und Gleichgültigkeit gegenüber den real vorhandenen Gefahren zu propagieren. Aber wie in allen Gesundheitsfragen ist auch hier das richtige Augenmaß entscheidend.

Deshalb muß der Blickwinkel erweitert werden – denn die Fixierung auf Risiken und Gefahren hat uns blind gemacht für die vielleicht entscheidende Frage: Was hält uns wirklich gesund? Diese Frage ist nicht einfach nur die Kehrseite von: Was macht uns krank?, sie ist vielmehr der Ausgangspunkt für ein »neues Denken« in Medizin und Gesundheitspsychologie.

Statt den letztlich aussichtslosen Kampf gegen die immer zahlreicher werdenden Gefährdungen aufzunehmen und darüber schließlich paranoid und hypochondrisch zu werden, plädieren die Vertreter dieses neuen Denkens für ein ganz anderes Vorgehen. Statt für »Krankengeschichten« interessieren sie sich für die Erfolgsstory der Gesundgebliebenen. Statt den unzähligen Risiken ebenso unzählige und schließlich nicht mehr bezahlbare Vorbeugungsmaßnahmen und Therapiemöglichkeiten entgegenzusetzen, machen sie sich die Erkenntnisse neuer, revolutionärer Wissenschaftsdisziplinen zunutze und stärken so die Widerstandskraft des Menschen: Nicht, indem sie immer neue Verhaltensregeln ausgeben, sondern durch die Rückbesinnung auf Lebenskunst, psychisches Wohlbefinden und Lebensfreude. Einer der führenden Vertreter dieser neuen Denkweise, der israelisch-amerikanische Medizinsoziologe Aaron Antonovsky, betont dabei, daß er eher ein pessimistisches Weltbild habe: Gerade weil wir ständig Risiken und Gefahren ausgesetzt sind, und gerade weil Gesundheit eben nicht ein Normalzustand ist, von dem wir gelegentlich in Krankheit abgleiten, sondern weil er Krankheit und Entropie als das eher Wahrscheinliche ansieht, betont er die Notwendigkeit einer ganz anderen Gesundheitsphilosophie. Diese Philosophie ist weit mehr als nur die Neuauflage des alten Programms »Vorbeugen ist besser als Heilen«, der Prävention oder Prophylaxe also, die sich auf eine Vielzahl von Einzelmaßnahmen stützt.

Im Zentrum des neuen Denkens, von Antonovsky »Salutogenese« genannt, stehen die Eigenschaften und Verhaltensweisen, die uns auch dann gesund erhalten, wenn wir all den Gefährdungen unseres Alltags permanent ausgesetzt sind – etwa den zahlreichen Zivilisationskrankheiten, dem Arbeits- und Alltagsstreß, neuen Infektionskrankheiten und so weiter.

Wenn es gelingt, die Lebenskräfte zu identifizieren, die uns all diese Risiken buchstäblich vom Leibe halten, dann ist eine neuartige und umfassende Vorbeugung möglich. Diese Vorbeugung besteht in einer Lebensweise, in der Gesundheit nicht mehr eine lästige, aber unumgängliche Aufgabe sein muß und die den Zusammenhang von Glück und Gesundheit wiederherstellen kann. Die bisherigen Ergebnisse dieser neuen Denk-Schule sind beachtlich, sie bilden einen Hauptteil dieses Buches.

Schließlich will ich mit diesem Buch auch nachweisen, wie wenig die bisherige »Erziehung« durch Medizin und Gesundheitspsychologie dem einzelnen genützt hat, ja wie wenig sie eigentlich nutzen konnte. Eine Gesundheitserziehung, die mit ständig warnend aufgestelltem Zeigefinger eine Myriade von Risikofaktoren herausstellt und im Grunde nichts anderes als Leistungsdruck und schlechtes Gewissen erzeugt, muß schon deshalb scheitern, weil sie das Gesamtbild allmählich aus den Augen verliert und – wie der Hase hinter dem Igel – hinter dem jeweils neuesten Risikofaktor herläuft, um ihn in Schach zu halten. Dieser »molekulare« Ansatz hat wichtige Tatsachen der menschlichen Natur ignoriert – etwa die simple, daß wir von Natur aus keine Masochisten sind – und muß durch einen neuen »molaren« Ansatz abgelöst werden, der das menschliche Bedürfnis nach Lebenssinn und Lebensfreude wieder ernst nimmt. Niemand will zur permanenten Selbstkontrolle verpflichtet und mit verwirrenden und nicht einzuhaltenden Vorschriften gegängelt werden.

Nichts wird den Menschen des ausgehenden 20. Jahrhunderts in den nächsten Jahren so sehr beschäftigen wie seine Gesundheit. Gerade weil sich mit der Frage der Gesundheit weit mehr verbindet als das individuelle Sich-Wohlfühlen oder die bloße Abwesenheit von Krankheit, ist Gesundheit zum Dauerthema der öffentlichen Diskussionen geworden. Gesundsein in einer kranken, krankmachenden Welt wäre ein viel zu beschränktes Ziel, das offensichtlich auch nicht erreichbar ist. Das individuelle Gesundsein verbindet sich mit der Gesundung des großen Ganzen. Gesundheit ist deshalb kein ichbezogenes, unpolitisches Vorhaben, die private Gesundheitsvorsorge ist eng verknüpft mit ökologischen, sozialen und wirtschaftlichen Problemen. Gesundheit kann also nicht nur ein individuelles Überlebens-Programm sein. Sie ist auch eine kollektive Aufgabe.

Um so wichtiger ist es, den Irrtümern der gegenwärtigen Gesundheitspolitik neue Gedanken entgegenzusetzen. Diese Gesundheitspolitik ist bereits gescheitert, sie hat sich verheddert in ihren Denkfehlern, in »Kostenexplosion«, »Anspruchsdenken«, Überversorgung, Medikalisierung nahezu jeden Lebensbereiches, High-Tech-Medizin – kurz: im alten Glauben des »Mehr ist besser«. Die unbestreitbaren Fortschritte der medizinischen Forschung und das immer noch hohe Niveau der medizinischen Versorgung in diesem Land dürfen nicht darüber hinwegtäuschen, daß – wenn sich nichts ändert – Gesundheit in der Zukunft ein seltenes und kostbares Gut werden wird, das komplizierte Endprodukt eines gigantischen Versorgungsapparates, der zwangsläufig überfordert wird und immer mehr Menschen von seinen Spitzenleistungen ausschließen muß. Die Wende wird nicht mit Kostendämpfungsgesetzen bewerkstelligt werden, sie muß in den Köpfen von Medizinern, Politikern und vor allem von uns »Verbrauchern«, die viel zu oft zu Patienten werden, beginnen. Diesem Wendemanöver ist mein Buch gewidmet.

– 1. Kapitel –

Wird Gesundheit zur Pflicht?

*Nach der Gesundheit leben
ist ein elend Leben.*
Deutsches Sprichwort

»Ihre Gesundheit ist Ihre Sache«, heißt das Leitmotiv der Verhaltensmedizin, einem relativ jungen Zweig der Medizin: Jeder ist durch sein Verhalten, seinen Lebensstil (mit-) verantwortlich für seine eigene Gesundheit oder Krankheit. Diese Erkenntnis ist wahrlich nicht neu, sie war schon in der Antike eine Banalität. Und doch ist sie vor allem in den letzten Jahrzehnten unseres Jahrhunderts sehr in Vergessenheit geraten. Erst durch die neueren Ergebnisse großer epidemiologischer Studien wurde wieder deutlich, wie groß der Eigenanteil an der Gesundheit ist. Mit solchen Erkenntnissen über den Zusammenhang von Lebensweise und Erkrankungsrisiko wurden allerdings gleichzeitig die Grenzen medizinischer Effizienz aufgedeckt. Hat die Medizin riesige Erfolge im Kampf vor allem gegen Infektionskrankheiten aufzuweisen, die noch Anfang dieses Jahrhunderts die Haupttodesursachen waren, so zeigt das rasche Anwachsen der Zivilisationskrankheiten, etwa der Herz-Kreislauf-Erkrankungen, wie notwendig ein Umdenken ist.
Gerade weil diese neuen Krankheiten größtenteils verhaltensbedingt sind, weil sie sich schleichend über Jahre und Jahrzehnte falscher Lebensweise hinweg entwickeln, bevor sie im Reparaturbetrieb Medizin behandelt werden, ist ein neues Gesundheitsbewußtsein nötig. Auf dem 9. Internationalen Kolloquium der Medizinischen Psychologie 1966 in Paris wurde diese neue Richtung des medizinischen Denkens so umrissen: »Es geht darum, eine Veränderung der Alltagsgewohnheiten herbeizuführen, einen neuen Lebensstil zu schaffen und, wenn wir es wagen würden, fast eine neue Moral. So könnten eine gesunde Säuglingspflege, ein ausgewogenes Leben, eine vernünftige Ernährungs-

weise und das Aufgeben oder die Reduzierung des Konsums bestimmter moderner Gifte wie Tabak und Alkohol neue Erziehungsziele darstellen ... Denn es ist eine wahre psychologische Umwandlung, die so geschaffen werden muß.« Dieser Vorbeuge-Logik könnte sich eigentlich niemand entziehen, wenn nicht auch eine tiefe Hilflosigkeit zwischen diesen Zeilen zu lesen wäre, eine schon im Ansatz resignative Haltung. Irgendwie greift diese Erziehungsabsicht zu kurz, denn jeder Arzt weiß im Grunde, wie schwer es ist, etwa einem Raucher durch Ermahnungen das Rauchen abzugewöhnen oder einem Fettleibigen vernünftige Ernährungsgewohnheiten beizubringen.

Die Prävention als medizinisches Konzept ist vor allem auch Folge einer Kostenexplosion im Gesundheitswesen, die alle Maßstäbe sprengt. Was lag also näher, als den zukünftigen Patienten Mitverantwortung für seinen Gesundheitszustand übernehmen zu lassen, ihn zur Vorbeugung zu drängen, ja zu verpflichten? Diese neue Pflicht zur Gesundheit soll allmählich das Recht auf Versorgung im Krankheitsfalle ersetzen. Der kanadische Soziologe Mark Renaud skizzierte, wie diese schöne neue Welt der Gesundheitsbewußten aussehen würde: »... der ›gute‹ Staatsbürger muß durch eine Reihe gesundheitspolitischer Kriterien bestimmt werden. Dieser gute Bürger steht am Morgen auf, wiegt sich und ißt das ausgewogene Frühstück, das die Ernährungswissenschaftler vorschlagen. Bei der Arbeit vermeidet er Spannungen, lehnt die Zigaretten ab, die seine Kollegen ihm anbieten (oder noch besser, er wird zum militanten Nichtraucher), nimmt sich eine gute Stunde Zeit zum Mittagessen, bei dem er auf die Kalorien achtet und keinen Alkohol trinkt, und wenn ihn wirklich einmal nachmittags der Hunger quält, ißt er Obst, anstatt die zu fetten oder zu süßen Produkte zu kaufen, die in den Automaten angeboten werden. Bei der Heimfahrt von der Arbeit achtet er darauf, den Sicherheitsgurt anzulegen und sich im Stau nicht aufzuregen, und hält nun zumindest jeden zweiten Tag an einem Fitneß-Center an, um zu joggen. Sein Abendessen besteht ausgewogen aus Fleisch,

Fisch, Gemüse und frischem Obst. Bevor er sich für mindestens acht Stunden schlafen legt, hört er leise Musik und macht die Entspannungsübungen, die man ihm beigebracht hat. An den Wochenenden bemüht er sich zusätzlich um Entspannung und körperlichen Ausgleich. Gelegentlich unterzieht er sich den Vorsorgeuntersuchungen, die in seinem Fall erforderlich sind und die ihm der Arzt angeraten hat, der in Besitz einer vollständigen Akte über seine Vorfahren ist.«

Diese Vision eines prophylaktischen Gesundheitsprogrammes wird – glücklicherweise – niemals Realität werden. Und doch hat die Präventionsidee, die dem einzelnen die Verantwortung überträgt, Fuß gefaßt und wird immer deutlicher gepredigt. So schreibt der Arzt Isadore Rosenfeld in seinem Gesundheitsratgeber »Vorbeugen ist besser als Heilen«: »Diagnose und Behandlung von Krankheiten sind Sache Ihres Arztes. Vorbeugen jedoch, lernen, was man tun kann, um gesund zu bleiben, dafür sind Sie selbst verantwortlich. Sie müssen in Begriffen der Prophylaxe denken, sie praktizieren und alles darüber wissen. Niemand kann oder wird Ihnen das abnehmen. Als Kardiologe kann ich zwar Ihre Angina pectoris behandeln oder Ihnen eine Bypassoperation verordnen, wenn es notwendigt ist. Aber Sie müssen lernen, wie Sie verhindern können, daß sich in Ihren Arterien überhaupt Blutgerinsel bilden. Fast jeder Orthopäde kann eine gebrochene Hüfte eingipsen, aber Sie können verhindern, daß Ihre Knochen spröde und zerbrechlich werden. Jeder Neurologe kann einen Schlaganfall diagnostizieren, ... aber Sie haben jetzt die Möglichkeit, sich zu informieren, wie man derlei verhindert. ...Wenn Sie diese Gelegenheiten nutzen und sich ab sofort entsprechend all den heute zugänglichen Informationen verhalten, dann ist es so gut wie sicher, daß Sie sich eines längeren, gesünderen Lebens erfreuen werden.«

Der Ton dieser »Einladung« zum Gesundbleiben ist verräterisch. Derselbe Autor malt in seinem Buch schreckliche Krankheitsverläufe aus, um seine Leser zur Prophylaxe zu »motivieren«. Der so einleuchtende und vernünftige Gedanke der Vorbeugung wird hier zu einem Erziehungsprogramm umgemünzt, dessen totalitäre Züge unübersehbar sind, das aber dennoch unwirksam bleiben muß, weil es wichtige Erkenntnisse über menschliche Motivation ignoriert. Claudine Herzlich und Janine Pierret zitieren in ihrem Buch »Kranke gestern, Kranke heute« eine Verwaltungsangestellte, die sich gegen Versuche, sie zum Gesundheitspolizisten ihrer selbst zu machen, so wehrte: »Die Leute sind schon lustig, man soll nicht rauchen, man soll nicht trinken, aber schließlich raucht man, weil man genervt ist, man trinkt, wenn man ein bißchen deprimiert ist, und das ist ein Teufelskreis. Ich weiß, je nervöser ich bin, desto mehr rauche ich; je frustrierter ich mich fühle, desto mehr trinke ich. Man braucht sich nur auszuruhen, schon raucht und trinkt man weniger, weil man nicht so genervt ist. Also ich finde es total verrückt, den Leuten zu sagen: ›Rauchen Sie weniger‹, man sollte besser sagen: ›Arbeiten Sie weniger‹. Aber das sagt man nie.« Und eine andere Frau weist ihre Mitverantwortung mit folgenden Worten zurück: »Ich mag die Art und Weise nicht, den Leuten die Schuld zuzuschieben, indem man ihnen sagt: ›Sie sind für dieses oder jenes verantwortlich‹, obwohl das überhaupt nicht wahr ist, man versucht ihnen das nur einzureden, um die viel bedeutenderen Verantwortlichkeiten zu verstekken. Man kann als Individuum versuchen, diesen ganzen chemisch fabrizierten Dreck nicht zu kaufen, aber diese Industrien, die das Zeug herstellen, haben schließlich eine weitaus größere Verantwortung.«

Unser Gesundheitswesen befindet sich in einem Dilemma: Zum einen ist es ein allmählich unbezahlbar gewordener Reparaturbetrieb, der zwar Spitzenleistungen aufweisen kann, aber den Ansprüchen und Nöten in absehbarer Zeit nicht mehr gewachsen sein wird. Zum anderen will er sich umfunktionieren zu einer Erziehungseinrichtung, die den Menschen zum Experten in eigenen Gesundheitsangelegenheiten machen will, dabei aber weder die richtigen Methoden noch Überzeugungskraft besitzt. Ich werde in den folgenden Kapiteln zeigen, daß Vorbeugen eine richtige Idee ist, die aber völlig anders umgesetzt werden muß, wenn sie helfen soll, unser Gesundheitswesen zu verändern. Die Notwendigkeit einer umfassenden Prävention wird vor allem dann deutlich, wenn wir uns vor Augen führen, daß immer mehr Menschen immer älter werden – dieses Alter aber nicht unbedingt bei bester Gesundheit erreichen. Die Zunahme chronischer Krankheiten ist erschreckend, und es ist eine der vielen Paradoxien der Medizin, daß sie diese Krankheiten immer besser »im Griff« hat, also eher auf den Umgang mit leidenden Menschen spezialisiert ist als auf die Vorbeugung dieser Krankheiten. Möglicherweise ist das bestehende Gesundheitswesen mit seinen Ärzten, Krankenkassen, Gesundheitspolitikern auch überfordert, wenn es aus eigener Kraft und eigener Einsicht eine Umstrukturierung erreichen soll. Zwar verwaltet die Medizin ein reiches Erbe an präventivem Wissen, das auch heute nutzbar gemacht werden könnte, selbst wenn es aus der Antike oder aus dem Mittelalter stammt. Aber die Anstöße für das neue Denken kamen aus anderen Wissensgebieten, vor allem aus Grenzgebieten zwischen Medizin und Psychologie*.

---

* Wie kaum ein anderer hat sich der Heidelberger Medizinhistoriker Heinrich Schipperges in seinen zahlreichen Büchern bemüht, uns vor Augen zu führen, wie sehr Gesundheit eine Frage der Lebensführung, der umfassenden Lebensstilisierung ist. Schipperges ist einer der eloquentesten Befürworter einer auf Vorbeugung und Vorsorge hin orientierten Medizin. Dabei stellt er – als Arzt – die berechtigte Frage, ob das Thema »Gesundheit« überhaupt in den Aufgabenbereich der Ärzteschaft gehört. Denn deren Wissen vom kranken Menschen und die Wissenschaft von den Heilungsmaßnahmen qualifiziere sie nicht ohne weiteres für eine Wissenschaft von der Gesundheit. Andererseits will er die Gesundheitsvorsorge nicht den Gesundheitsaposteln und Lebensreformern überlassen, denn er registriert ein rasch wachsendes, überraschend waches Gesundheitsbewußtsein in der Bevölkerung, und es schwingt die Befürchtung mit, daß dieses Interesse an der eigenen Gesundheit von falschen Heilslehrern aufgegriffen wird.

Ein Grund dafür, daß eine wirksame Gesundheitserziehung bis heute noch nicht gelungen ist, liegt in der mangelnden Kenntnis von Motiven und Einstellungen des zu erziehenden Publikums. Nichts ist offensichtlich schwerer zu verändern als beispielsweise Ernährungsgewohnheiten oder gar der Umgang mit Genußmitteln wie Alkohol und Nikotin. Gesundheit, so der Mediziner und Psychologe Bernhard Geue, wird »unbedacht und sorglos verbraucht – bis wir uns krank fühlen«; wenn dann Schmerzen und Beschwerden auftauchen, werden gute Vorsätze gefaßt und über eine Veränderung von offensichtlich unguten Gewohnheiten nachgedacht. Läßt der Schmerz dann wieder nach, hat die Medizin geholfen, dann zeigt sich, wie kurz das Gedächtnis und die Reue sind: »Drei Tage war der Vater krank, jetzt säuft er wieder, Gott sei Dank!« Erst wenn chronische Leiden auftauchen, wenn sich Schmerzen und Beschwerden nicht mehr leicht und schnell beheben lassen, wenn gar eine Behinderung auftritt, kurz: wenn der

---

Schipperges verdanken wir die medizingeschichtliche Zusammenschau und Dokumentation all jener Versuche, gesund und glücklich zu leben. Der klassische Begriff der »Diaita« bezeichnet ursprünglich jene Lebensordnung, die es dem Menschen ermöglicht, wirklich menschlich zu leben – was nicht möglich scheint ohne eine gewisse Kunst, eine Kultur, »einen eigenen Lebensstil, die Kunst eben, vernünftig zu leben«. Aus der Diaita ist heute die Diät geworden, der große Entwurf wurde verengt auf ein Segment des Lebens, mit dem sich immer mehr Menschen erfolglos herumplagen. Und diese Erfolglosigkeit heutiger »Diäten« mag zum guten Teil dadurch begründet sein, daß der größere Zusammenhang verlorengegangen ist, daß also Eßgewohnheiten eingebettet waren in einen Lebensstil, der im besten Sinne »ganzheitlich« war. Auch ein anderer klassischer Begriff hat eine bezeichnende Begriffsverengung erlebt: Die Tochter des Heil-Gottes Asklepios, Hygieia, war die Göttin der Gesundheit, der Gesundheitsvorsorge (während ihre Schwester Panakeia die Göttin der Heilmittel war). Das Konzept einer »hygienischen«, also auf umfassende Gesundheitsvorsorge bedachten Lebensweise ist heute auf Sauberkeit und Keimfreiheit reduziert worden.

Leidensdruck allzu groß wird, dann verändern sich vielleicht Denken und Handeln – möglicherweise zu spät. Geue sieht in der Motivation den Schlüssel zur Verhaltensänderung. Wenn lange und wiederholt Raubbau an der Gesundheit getrieben wird, dann liegt eine besondere Spielart der Selbsttäuschung zugrunde: Die eigenen Bedürfnisse, die eigene Gesundheit werden äußerlichen Zwängen untergeordnet, angeblich, weil diese für das langfristige persönliche Wohl wichtiger sind. Streß und Hetze bei der Arbeit beispielsweise dienen ja dem Fortkommen, sie ermöglichen letztlich die Erfüllung materieller Wünsche. Solche Motive überlagern den »gesunden« Selbsterhaltungstrieb, die eigene Gesundheit wird zurückgestellt. Um sich nicht verändern zu müssen, werden Menschen sehr einfallsreich in ihrer Argumentation, besonders wenn sie sich gegen moralisierende Appelle und Ermahnungen wehren. Geue setzt deshalb darauf, diesen Selbsterhaltungstrieb zu aktivieren und den Noch-nicht-Patienten vor Augen zu führen, wie erfolgreich und funktional gesundes Verhalten sein kann. Diese Variante medizinischer Aufklärung winkt also mit dem Köder »Verbesserung der Glücksbilanz«, mit »Erfolgserlebnissen«, mit einem »Zugewinn an Bedürfnisbefriedigung«. Er appelliert an den »gesunden Egoismus«, der etwa im Abbau von Körpergewicht eine Steigerung der Leistungskraft und des Durchhaltevermögens sieht, was schließlich dem Berufsleben nütze und auch aus der Midlife-crisis helfen könne.

Auf dem Wege zu dieser »Einsicht« gilt es, eine Reihe von psychologischen Hindernissen zu überwinden, um schließlich die Gesundheitsinformation an den Mann oder die Frau zu bringen:
- »Gesagt ist nicht gehört«: Der Empfänger der Gesundheits-Botschaft hat einfach kein Interesse an dieser, er hört schlicht und einfach nicht hin.
- »Gehört ist nicht verstanden«: Wenn der gute Rat in Medizinerjargon gegeben wird oder auch sonst unverständlich formuliert ist, erreicht er gar nichts.
- »Verstanden ist nicht einverstanden«: Der Arzt hat zwar

recht, irgendwie, aber für mich persönlich bringt das nichts, ich kenne ja meine Situation besser.
— »Einverstanden ist nicht ausprobiert«: Die guten Vorsätze werden schlicht und einfach nicht in die Praxis umgesetzt, man hat im Alltag dann doch zu viel um die Ohren, um etwa das autogene Training oder irgendeine andere Vorbeuge-Maßnahme regelmäßig zu praktizieren.
— »Ausprobiert ist nicht beibehalten«: Das Problem beispielsweise vieler Raucher: »Rauchen aufgeben ist ganz leicht. Ich habe es schon zehnmal gemacht«. Kontinuität und Ausdauer fehlen. Wie schnell geben die meisten Menschen Diäten auf, feuern die Joggingschuhe in die Ecke, vergessen, daß sie etwas weniger trinken und früher zu Bett gehen wollten.

In einem Gespräch mit dem Herausgeber der amerikanischen Zeitschrift »American Health«, T. George Harris, meinte dieser auf meine Frage, warum so viele Menschen zwar bereit sind, etwas für ihre Gesundheit zu tun, dann aber doch nach kurzer Zeit wieder in ihren alten Trott verfallen: »It needs pleasure to keep it up!« (Es muß Spaß machen, damit es beibehalten wird.) Das ist die große, triviale Wahrheit jeglicher Gesundheitsvorsorge – die Menschen behalten nur dann eine gesunde Lebensweise bei, wenn sie mit Genuß, mit Spaß und Lebensfreude verbunden ist. Alles, was nach Unlust, nach Plackerei und Einengung riecht, hat auf Dauer keine Chance. An Vernunft und Einsicht zu appellieren, die Vorteile körperlicher und geistiger Fitneß anzupreisen oder gar mit den »Strafen« für ungesunde Lebensweise zu winken, das ist eine Garantie fürs Scheitern. Gesundheit ist möglich als die positive Begleiterscheinung eines lustvollen, genußreichen Lebens. Diese Botschaft basiert auf biologischen, psychologischen und medizinischen Erkenntnissen aus dem letzten Jahrzehnt der Gesundheitsforschung. Sie in den eigenen Lebensplan zu integrieren erfordert zunächst ein Loslassen, ein Aufgeben des oft verbissenen und vergeblichen Kampfes um Wohlbefinden. Das Programm »Gesund durch Genuß und Lebensfreude« ist allerdings keine Lizenz zum unmäßigen und unvernünftigen »weiter so« in eingefahrenen Gewohnheiten. Im Gegenteil: Wir müssen aus vielen dieser Gewohnheiten heraussteigen, ein paar Schritte zurücktreten, unser Leben überdenken – und schließlich den Blick auf übersehene und unterschätzte Quellen für Lebenslust, Freude, Befriedigung richten. Denn wir sind gerade durch unsere Gewohnheiten blind geworden für Alternativen, die uns ein reicheres, interessanteres und gesünderes Leben ermöglichen könnten. Diese gesunde Lebenslust – das ist das Besondere an dieser Botschaft – muß nicht erkämpft, erarbeitet, erzwungen werden, sie ist buchstäblich in jedem Winkel unseres Alltags zu finden. Wir müssen sie nur erkennen.

– 2. KAPITEL –

Gesund bleiben – wie geht das?

Stimmt das bitter-ironische Wort, daß, wer sich heute noch gesund fühlt, eben nur noch nicht gründlich genug untersucht worden ist? Hat der medizinische Fortschritt sich schließlich selbst besiegt, indem er unablässig neue Diagnose- und Therapiemethoden entwickelte? Denn damit hat er aber auch Ängste und Ansprüche bei den zu Versorgenden erzeugt, die ihn zu immer weiteren Höchstleistungen treiben. Aus der Heilkunde ist eine Heiltechnik geworden, die sich mit einer wachsenden Zahl von Langzeitpatienten, Mehrfachgeschädigten und chronisch kranken Menschen beschäftigen muß. Der »Panoramawandel der Krankheiten« seit den fünfziger Jahren hat diese Entwicklung offensichtlich begünstigt: Die sogenannten Wohlstands- oder Zivilisationskrankheiten haben seuchenartig zugenommen – Herzinfarkte, Lungenkrebs, Stoffwechselleiden, aber auch Verkehrsunfälle und andere »Killer« sind die Haupterkrankungs- und Todesursachen in den westlichen Industrieländern. Die Sterblichkeit bei koronaren Herzkrankheiten, vor allem dem Herzinfarkt, ist beispielsweise zwischen 1950 und 1970 um etwa 200 Prozent angestiegen, im selben Zeitraum nahmen die Leberzirrhosefälle um 170 Prozent zu, Lungenkrebs um 115 Prozent.

Da wirkt es wie Hohn, wenn die Weltgesundheitsorganisation das Ziel »Gesundheit 2000« propagiert, also den größtmöglichen flächendeckenden Ideal-Gesundheitszustand, der nur denkbar ist. Was heißt überhaupt Gesundheit? Wie läßt sich dieses Ziel für den einzelnen und für ganze Nationen bestimmen? Für die Weltgesundheitsorganisation ist Gesundheit der Zustand vollständigen physischen, mentalen und sozialen Wohlbefindens. Diese Definition ist insofern fortschrittlich, als sie die psychische und soziale Dimension des Gesundseins einbezieht und Gesundheit nicht bloß als die Abwesenheit köperlicher Probleme sieht. Sie ist aber blauäugig und wie alle Utopien kontraproduktiv, weil sie zwangsläufig Enttäuschungen nach sich zieht und Resignation verbreiten muß.

Für den Chef der Medizinischen Hochschule Hannover, Fritz Hartmann, ist Gesundsein ein Prozeß, der sich ständig im Spannungsfeld zwischen gesund und krank, zwischen Gesundbleiben und Gesundwerden abspielt. Hartmann hat den Begriff der »bedingten Gesundheit« entwickelt, um Gesundheit von Gesund*sein* zu unterscheiden und um die Abhängigkeit des Gesundseins von den vielen Faktoren im Leben eines Menschen aufzuzeigen: »Gesund ist ein Mensch, der mit oder ohne nachweisbare oder für ihn wahrnehmbare Mängel seiner Leiblichkeit allein oder mit Hilfe anderer Gleichgewichte findet, entwickelt und aufrechterhält, die ihm ein sinnvolles, auf die Entfaltung seiner persönlichen Anlagen und Lebensentwürfe eingerichtetes Dasein und die Erreichung von Lebenszielen in Grenzen ermöglicht, so daß er sagen kann, *mein* Leben, *meine* Krankheit, *mein* Sterben.«

Gesundheit ist kein »Endzustand«, kein dauerhaftes und festzuschreibendes Wohlbefinden. So erstrebenswert es ist, gesund zu sein, so wichtig ist doch auch die Erfahrung des Krankseins, die zum Menschsein unweigerlich dazugehört. André Gide schrieb in seinen Tagebüchern: »Ich habe unter denen, die sich einer unerschütterlichen Gesundheit erfreuen, noch keinen getroffen, der nicht nach irgendeiner Seite hin ein bißchen beschränkt gewesen wäre, wie solche, die nicht gereist sind.« Und die Schriftstellerin Susan Sonntag stellt fest, daß es auch »gesunde Weisen gibt, krank zu sein«. Das bedeutet nichts anderes, als daß auch ein Leben mit einer chronischen Krankheit – beispielsweise Diabetes – in einem höheren Sinne gesund sein kann, indem es nämlich Sinnerfüllung und Glück ermöglicht, weil es den Blick dafür schärft, wie ein solcher Lebensentwurf zu verwirklichen ist.

Aaron Antonovsky geht davon aus, daß wir uns ständig zwischen zwei Polen bewegen, deren einer Endpunkt als völliges Wohlbefinden und Glücklichsein zu beschreiben ist, deren anderer dagegen Krankheit, Schmerz und Verzweiflung markiert. Auf diesem Kontinuum bewegen sich die meisten von uns während der meisten Zeit im mittleren Bereich, und nur selten geraten wir in eine der beiden Extremlagen. Ein Ziel der in den USA während der letzten Jahre entstandenen Wellness-Bewegung (*Wellness* = Wohlbefinden) ist es, den individuellen Durchschnittswert stärker in Richtung des positiven Pols zu rücken. Damit ist nicht nur das subjektive Wohlbefinden gesichert, gleichzeitig wird die Widerstandskraft durch diese positive Verschiebung gestärkt und die Wahrscheinlichkeit gemindert, in die andere Richtung zu rutschen.

Gemessen daran, wieviel sie für ihre Gesundheit tun und wieviel Geld sie dafür ausgeben, fällt es den meisten Menschen immer noch ziemlich schwer, Gesundheit für sich zu definieren. Am leichtesten fällt das immer noch, sobald sie uns fehlt. Wenn wir krank oder verletzt sind, wissen wir am ehesten, wie Gesundheit beschaffen ist: Der Schmerz soll verschwinden, das Wohlbefinden sich wieder einstellen. Der amerikanische Medizintheoretiker Andrew Weil weist uns darauf hin, daß das englische Wort für Krankheit »disease« ursprünglich bedeutet: Mangel an Wohlbefinden. Gesundheit wäre also die Wiederherstellung dieses verlorenen Zustandes.

Das »Wohlbefinden« hat in den letzten Jahren den Begriff »Lebensqualität« abgelöst, und vor allem die Gesundheitspsychologen befassen sich intensiv mit diesem neuen Begriff, der einen Seelenzustand beschreiben soll irgendwo zwischen Glück, Gesundheit und Lebensfreude. Dabei kann körperliches Wohlbefinden nicht mit physischer Gesundheit oder deren instrumentalisierter Form, der körperlichen Fitneß gleichgesetzt werden. Körperliche Gesundheit ist zwar eine elementare Grundbedingung für das Wohlbefinden, doch bietet sie alleine noch keine Gewähr dafür, daß Glück und Lebensfreude erlebt werden können. Umgekehrt können auch Menschen mit einem Minimum an körperlicher Bewegungs- und Funktionsfähigkeit, etwa Körperbehinderte, Wohlbefinden erleben. Die Psychologin

Renate Frank hat sieben Komponenten körperlichen Wohlbefindens identifizieren können:
1. Zufriedenheit mit dem momentanen Körperzustand (sich gesund fühlen, den eigenen Körperzustand genießen können);
2. das Gefühl von Ruhe und Muße (Zeit für sich selbst haben; das Erleben körperlicher Erholung);
3. Vitalität und Lebensfreude (Tatendrang, das Erleben freudiger Erregung, das Empfinden eigener Kraft);
4. nachlassende Anspannung, angenehme Müdigkeit (sich wohlig, schläfrig fühlen, rechtschaffen müde sein);
5. Genußfreude und Lustempfinden (die Nachwirkung einer angenehmen Berührung spüren, körperliche Grenzen austesten);
6. Konzentrations- und Reaktionsfähigkeit (sich gut konzentrieren können, sich auf das Wesentliche konzentrieren können);
7. Gepflegtheit, Frische, angenehmes Körperempfinden (sich sauber und frisch fühlen, ein angenehmes Hautgefühl haben);

Diese sieben Zustände des Wohlbefindens können durch wiederum sieben verschiedene Gruppen von Erlebnissen ausgelöst werden:
1. Aktivitäten wie Spazierengehen oder Schwimmen;
2. Entspannung nach körperlicher und psychischer Anstrengung, etwa ein heißes Bad, das Nickerchen auf dem Sofa;
3. Ungestörtheit und Ruhe: einen Sonnenuntergang genießen; sich mit einem spannenden Buch zurückziehen;
4. besondere Ereignisse und Erlebnisse, etwa eine wichtige Entscheidung getroffen oder einen Erfolg erzielt zu haben;
5. Urlaub und die mit ihm verbundenen Naturerlebnisse;
6. Partnerschaft, Zweisamkeit und Erotik;
7. Geselligkeit, das gemeinsame Feiern und Essen, Tanzen, Fröhlichsein.

Diese »Bausteine« des Wohlbefindens sind keine wissenschaftlichen Konstruktionen, sie schälten sich bei der

Befragung von Menschen heraus, die berichten sollten, wann und wie sie sich gut fühlen. Wir werden in einem späteren Abschnitt dieses Buches sehen, wie dieses Wohlbefinden sich direkt und langfristig auf körperliche und psychische Gesundheit auswirkt und wie es zum Fundament einer Gesundheitsphilosophie werden kann, die auf der Widerstandskraft der Menschen gegen die unendlichen Risiken und Gefährdungen für die Gesundheit aufbaut.

Der Hamburger Psychosomatiker F. W. Deneke hat in einer Tageszeitung folgende Anzeige aufgegeben:

> »Wer ist gesund? Eine Forschergruppe im Universitätskrankenhaus Eppendorf untersucht die Frage, warum Menschen gesund bleiben. Wir bitten um Mitarbeit von Freiwilligen zwischen 30 und 60 Jahren, die längere Zeit nicht krank waren und sich körperlich und seelisch gesund fühlen. Telefon 4684246, Montag bis Freitag von 10 bis 12 Uhr.«

Er suchte also Menschen, die »arztfern« lebten, zumindest in der letzten Zeit, und er definierte Gesundheit zum Zwecke dieser Untersuchung so: »Gesund wollen wir denjenigen nennen, der sich in den letzten fünf Jahren körperlich und seelisch gesund gefühlt hat und als weitere Zusatzbedingungen erfüllt, daß er – abgesehen von banalen Erkältungskrankheiten – tatsächlich nicht krank war und – abgesehen von gewöhnlichen Zahnbehandlungen und Vorsorgeuntersuchungen – keinen Arzt aufgesucht hat.«

Mit den Frauen und Männern, die sich auf die Anzeige hin meldeten, sich also selbst als »gesund« einschätzten, führten Deneke und seine Mitarbeiter ihre Untersuchung durch, die letztlich Antworten auf die Frage liefern sollte: Wer bleibt *warum* gesund? Wenig überraschend war, daß sich die »Gesunden« mit Hilfe eines »Beschwerdefragebogens« als relativ symptomfrei darstellten und ihre Befindlichkeit positiv beurteilten. Die entscheidenden Erkenntnisse brachte jedoch ein Selbstbeschreibungs-Fragebogen, in dem Persönlichkeitsaspekte wie Selbstachtung, Selbstzufriedenheit oder das Gefühl innerer Stimmigkeit erfaßt wurden. Wie unterscheiden sich nun Gesunde von Patienten?

Die deutlichsten Unterschiede: Gesunde fühlen sich weniger hilflos und ohnmächtig, sie lassen sich weniger von Angst überwältigen und fürchten nicht, die Kontrolle über ihre eigenen Gefühle und schließlich über ihr eigenes Leben zu verlieren. Sie flüchten sich nicht wie Kranke in »archaische Regressionsphantasien«, womit die Sehnsucht nach unendlicher Ruhe, tiefem Schlaf oder dem Einswerden mit den Elementen der Natur gemeint sind.

Vor allem in zwei Merkmalen unterscheiden sich Gesunde besonders ausgeprägt von Kranken: Ihre Lebensphilosophie ist bestimmt von den Idealen der Eigenverantwortlichkeit, der Selbstbestimmung und Unabhängigkeit. Sie hassen es, auf andere angewiesen zu sein, und wehren sich gegen jede Form von Abhängigkeit. Tiefe Befriedigung beziehen sie aus dem Gefühl, ihre eigene Leistungsfähigkeit zu spüren, und sie mobilisieren alle Energien, um angefangene Aufgaben auch zu Ende zu führen.

Gesunde sind offensichtlich Meister darin, »archaische Hoffnungspotentiale« zu mobilisieren: Sie glauben, daß es auch in tiefen Krisen und Nöten immer noch eine Rettungsmöglichkeit gibt, halten an der Überzeugung fest, daß es »irgendwie immer wieder weitergeht«. Aus diesem Merkmals-Bündel wird ersichtlich, daß die Gesunden keineswegs ein problem- und krisenfreies Leben führen. Im Gegenteil: Gerade weil sie Lebenskrisen und Schwierigkeiten erleben, diese aber aufgrund ihrer Einstellungen meistern können, stabilisiert sich ihre Widerstandskraft. Schwierigkeiten am Arbeitsplatz, frühere Erkrankungen, Trennungen vom Partner, Tod eines Elternteils, Krieg und Folgen des Krieges waren denn auch die am häufigsten genannten Krisen im Leben dieser »Gesunden«. In längeren Interviews haben Deneke und seine Kollegen herausgearbeitet, wie Gesunde mit diesen Krisen fertig werden. Dabei wurde erneut so etwas wie eine »Ich gebe nie auf«-Haltung erkennbar, ein Vertrauen auf eigene Fähigkeiten, die Bereitschaft, immer wieder einen Neuanfang zu versuchen, aus mißlichen Situationen das Beste zu machen, aus Krisen zu lernen, sich Herausforderungen zu stellen und vor allem den Optimismus nicht zu verlieren.

Wie gesagt: Alle diese Lebensmaximen schützen nicht vor Risiken und Krankheiten, und in den Interviews wurden auch sehr komplizierte und von vielen Tiefschlägen markierte Lebensgeschichten sichtbar. Dennoch waren die Gesunden »auf ihre Weise« zufrieden, zuweilen sogar glücklich.

Bleibt die Frage: Woher nehmen die Gesunden ihre Zuversicht, ihre Kraft zu Neuanfängen? Deneke schloß den Bericht über seine Untersuchung mit folgendem Fazit ab: »Für die Gesunden gilt, daß sie zwar nicht unter absolut desolaten, keinesfalls aber unter besonders günstigen frühen Sozialisationsbedingungen aufgewachsen sind. ... Dies ist eine bemerkenswerte Beobachtung, die viele Gespräche mit den Gesunden beherrschte und uns nachhaltig beeindruckte. Was mag den Unterschied ausmachen, daß der eine gesund, der andere krank wird – zumal es fraglos auch viele Patienten gibt, die eine Lebensbewältigung im Sinne eines Autarkie-Ideals versuchen? Während aber die Bemühung vieler Patienten in einem defensiven Agieren steckenbleiben, gelingt es vielen Gesunden, ihren Drang nach selbstbestimmter Tätigkeit progressiv und produktiv in ihre Lebenspraxis umzusetzen, was dann wiederum ihr Vertrauen auf ihre eigenen Kräfte und ihre hoffnungsvollzuversichtliche Lebenseinstellung verstärkt. Dieses Einstellungsmuster ist nun häufig noch gepaart mit einer lebensgeschichtlich schon früh beobachtbaren genuinen Neugierde auf neue Situationen und Menschen, einer oft erstaunlichen Fähigkeit, sich veränderten Gegebenheiten flexibel anzupassen – und dies wiederum wird begünstigt durch ihre Neigung, zu enge Bindungen zu vermeiden, ohne daß sie damit aber grundsätzlich bindungsunfähig wären.«

– 3. Kapitel –

Gesundheit beginnt im Kopf

*Die Gesunden und die Kranken
haben ungleiche Gedanken*
DEUTSCHES SPRICHWORT

Die Entdeckung, daß psychisches Wohlbefinden und körperliche Gesundheit eng zusammenhängen, die Bedeutung der mentalen Widerstandskraft, der Fähigkeit, mit Widrigkeiten und Lebensrisiken fertig zu werden – diese Erkenntnis könnte Ausgangspunkt für eine Gesundheits-Strategie sein, die nichts mehr gemein hat mit der Ängstlichkeit und Verbissenheit bisheriger Versuche, gesund zu bleiben oder wieder gesund zu werden. Dies ist die wohl wichtigste Nachricht aus der medizinisch-psychologischen Forschung der letzten Jahre: Gesundheit beginnt im Kopf. Wie Körper und Psyche zusammenwirken, um den Organismus vor Krankheit zu schützen, wird durch eine Fülle psychoneuroimmunologischer und psychoendokrinologischer Forschungsarbeiten beschrieben. In uns wirkt ein biopsychologisches Programm, ein intuitiver Mechanismus, der uns befähigt, über Lust und Unlust, über Wohlbefinden, Schmerz, Traurigkeit und viele andere »hedonische« und »nichthedonische« Zustände und Erlebnisse Buch zu führen. Dieses Programm ist entwicklungsgeschichtlich entstanden und eng mit dem Überleben verknüpft: Gefahren und Schmerzen aus dem Wege gehen, lustvolle und angenehme Zustände suchen. Ob es für diesen »inneren Buchhalter« unseres Lebensglücks so etwas wie einen »set point« gibt, wie ihn der Körper hat, ist noch nicht ausreichend erforscht. (In der »set point«-Theorie des Körpergewichtes wird angenommen, daß unterhalb eines bestimmten Gewichtes der Körper automatisch auf Energiesparen umschaltet.)

In der hedonischen Bilanz muß zumindest ein Gleichgewicht von angenehmen und unangenehmen Empfindungen hergestellt sein, damit wir nicht leiden und krank werden. Leiden selbst ist unvermeidlich, es kann jedoch nach dieser Auffassung aufgewogen werden durch lustvolle und angenehme Erfahrungen – idealerweise überwiegen diese und sind dann die Quelle für Glück, Gesundheit und Wohlbefinden.

Ein Großteil dieses hedonischen Programmes läuft unbewußt ab, viele positive oder negative Ereignisse unseres Lebens werden zwar registriert, aber nicht gedanklich »bearbeitet«. Eine heiße Dusche an einem kalten Tag, oder umgekehrt ein kühles Bad an einem heißen Tag, beides sind hedonische Erfahrungen, die sozusagen dankend entgegengenommen werden, über die wir aber nicht weiter reflektieren. Anders bei etwas komplizierteren Aspekten des Lebens: Bei der Arbeit, beim Umgang mit Partnern, Freunden und Nachbarn, in unserem sozialen Leben also, spielen kognitive Bewertungen und Vergleiche eine große Rolle. Unsere eigene Befindlichkeit können wir beispielsweise mit der anderer vergleichen – und dann entweder Neid oder Zufriedenheit empfinden. Wir können aber unseren gegenwärtigen Zustand ebenso an unseren eigenen Standards messen. Wie haben wir uns früher gefühlt? Wir erinnern uns wehmütig oder erleichtert an frühere Freuden und Schmerzen, vergleichen sie mit unserem heutigen Befinden und sind dann entweder zufriedener oder unzufriedener. Natürlich hängt das Resultat dieser gedanklichen Vergleichsvorgänge vor allem davon ab, wie wir unsere Maßstäbe wählen – ob wir beispielsweise unsere eigene Lage mit der von anscheinend glücklicheren, reicheren und schöneren Menschen vergleichen oder ob wir eher den uns erhebenden Kontrast mit einer weniger begünstigten Person oder Gruppe suchen.

Der Psychologe Ron Hosen hat darauf hingewiesen, daß für die Bewertung der eigenen Befindlichkeit auch der Zeitrahmen von besonderer Bedeutung ist, den wir wählen: Die »hedonische Bilanz« kann ja nicht permanent für das ganze Leben aufgestellt werden, wir können nicht ständig alle positiven und negativen Ereignisse Revue passieren lassen. So wie unsere körperlichen Bedürfnisse nach biologischen Rhythmen und Zyklen auftauchen und befriedigt werden, und so wie wir auch unser soziales Leben nach Plänen und Rhythmen gestalten, so gibt es auch für die mentale Kosten-Nutzen-Rechnung über unser Wohlbefinden einen sinnvollen Zeitrahmen, der weder unsere Erinnerung überstrapaziert noch uns allzuviel Zukunfts-Phantasie abverlangt. Ein solcher Zeitrahmen, das fand Hosen in einer Untersuchung heraus, umfaßt etwa eine Woche. Dieser Zeitraum läßt sich in Erlebnis-Einheiten unterteilen, die wir dann mit einem positiven oder negativen Wert versehen. Hosen ließ seine 300 Versuchspersonen ein Journal führen, in dem sie diese Erfahrungen festhielten und dann, am Ende der Woche, eine Gesamtbilanz erstellen konnten. Das Verhältnis von angenehmen, lustvollen Episoden zur Zahl der eher unangenehmen, belastenden ergibt den Wohlbefindens-Quotienten.

Wie wichtig diese ständig ablaufenden Vergleiche und Bilanzierungen für die psychische und damit auch für die körperliche Gesundheit sind, wie wichtig somit Erinnerungen und Antizipationen werden, illustriert das Phänomen des »Verpaßten-Gelegenheiten-Nachtrauerns«. Menschen, deren Gedanken immer wieder darum kreisen, welche Chancen sie verpaßt haben, wie etwas in ihrem Leben hätte anders laufen können, und die sich exzessiv damit beschäftigen, was andere erlebt und erreicht haben, empfinden sehr viel häufiger Traurigkeit und auch Schuldgefühle. Die so geminderte Lebensfreude ist der beste Nährboden für Krankheiten. Es kommt also sehr darauf an, wie man seine Bezugsgrößen wählt und in welchen Zeitabständen man seine individuelle Bilanz des Wohlbefindens errechnet.

Die psychologische Erforschung von subjektivem Wohlbefinden kreist die mentalen und emotionalen Prozesse ein, die mit darüber entscheiden, ob wir uns zufrieden, glücklich oder unglücklich fühlen. Und sie beschreibt, welche Persönlichkeitseigenschaften und Verhaltensweisen befähigen, sich hedonische Erfahrungen zu verschaffen und zumindest die überflüssigen anhedonischen zu vermeiden. Denn es scheint zu gelten: »Glück ist die Häufigkeit, nicht die Intensität von positiven gegenüber negativen Affekten« (so der Titel eines richtungsweisenden Aufsatzes von Ed Diener, Ed Sandvik und William Herbot). Menschen, die sich in sozialen Kontakten leichttun, die offen auf andere zugehen können und dabei auch Risiken in Kauf nehmen, sind offensichtlich eher in der Lage, sich ein deutliches Plus an positiven Episoden zu verschaffen, als Menschen, die eher in sich gekehrt und ängstlich oder aufbrausend und leicht irritierbar sind. Emotionale Stabilität, ein Mindestmaß an Selbstachtung auf der einen Seite, geringe Selbstachtung, Zukunftsängstlichkeit und Schuldgefühle auf der anderen Seite sind weitere Merkmale, die über den Zugang zu hedonischen oder anhedonischen Erfahrungen mitentscheiden.

– 4. Kapitel –

Das »Geheimnis« gesunder Menschen

Streß ist eines der großen Modewörter unserer Zeit. Wir alle glauben zu wissen: Streß macht krank. Und so ziemlich alles in unserem Leben kann zum Streß werden – wenn wir nicht gerade in einem stillen Bergdorf Urlaub machen, sind wir umzingelt von Streß-Faktoren. Selbst dieses stille Dorf jedoch kann für manche zum unerträglichen Streß werden.

Ob wir einen geliebten Menschen verlieren oder nur den Hausschlüssel: Gravierende, einschneidende Lebensereignisse stressen uns ebenso wie der kleine Alltagsärger. Die Life-Event-Forschung hat in den letzten Jahrzehnten Tabellen und Listen sogenannter »kritischer Lebensereignisse« erarbeitet, die das Erkrankungsrisiko nach einem solchen Erlebnis angeben. Tod des Partners, Scheidung, Verlust des Arbeitsplatzes rangieren in diesen Listen ganz oben – und wir alle kennen Fälle aus Beobachtung oder Selbstbeobachtung, wie sehr solche Erfahrungen niederdrücken und krank machen können. Der Psychologe Richard Lazarus hat gezeigt, daß die vielen kleinen Ärgernisse und Pannen des Alltags aber mindestens ebenso gefährlich sind wie die großen Katastrophen in unserem Leben. Der gerissene Schnürsenkel, das Stehen im Verkehrsstau, der Anschiß vom Vorgesetzten – solche »Kleinigkeiten« zermürben uns auf Dauer. Und nicht selten hängt der »große« Streß sehr eng mit dem »kleinen« zusammen: Der frisch geschiedene Mann beispielsweise muß sich um seinen Haushalt selber kümmern, muß Essen einkaufen, seine Socken waschen und so weiter.

So wichtig das Konzept »Streß« für die medizinische Forschung war, es droht durch seinen inflationären Gebrauch und durch die offensichtliche Allgegenwart von Streß zu einem Begriff zu werden, der alles und doch nichts erklärt. Streß ist ein neues Feindbild, das aber unscharf geworden

ist. Als Feind unserer Gesundheit hat Streß die »Krankheitskeime« früherer Zeiten abgelöst, die ja auch überall lauerten, die wir heute aber zum größten Teil besiegt haben. Aber Streß, das hat sich in den letzten Jahren deutlich herausgestellt, ist weitaus komplexer, als es zunächst schien. Nicht jeder Streß macht krank, und was für den einen ein belastendes Ereignis ist, stellt für den anderen eine willkommene Herausforderung dar. Der zu simple Satz »Streß macht krank« muß differenziert werden. Ob Streß ein Gesundheitsrisiko ist, hängt von vielen verschiedenen Einflußgrößen ab:
1. von der Art, Häufigkeit, Dauer und Intensität des Stressoren;
2. davon, ob Streß als Bedrohung, Belastung oder als Herausforderung erlebt wird;
3. von den Ressourcen, die ein Mensch mobilisieren kann, um mit dem Streß fertig zu werden;
4. von dem individuellen Bedürfnis eines Menschen nach Aufregung und Stimulation bzw. nach Ruhe und Ordnung.

Streß in jeder Form – ob als Lebenskrise oder Alltagsärger – kann unser Immunsystem schwächen und damit tatsächlich zum Krankmacher Nummer Eins in unserer Gesellschaft werden. Die Betonung liegt auf dem Wort »kann«. Denn Untersuchungen mit den Skalen über »kritische Lebensereignisse« haben gezeigt, daß sie nur in 15 Prozent aller Fälle eine Erkrankung vorhersagen können. Das heißt, eine große Gruppe von Menschen wird krank, ohne daß sie solchen Lebensereignissen ausgesetzt war. Andererseits ist es möglich, mit sehr viel Streß zu leben und doch gesund zu bleiben.

Bis vor kurzem erklärte man sich die Wirkung von Streß so: Er löst im Körper eine Alarmreaktion aus (»flüchten oder kämpfen«), und je häufiger und intensiver dies geschieht, desto heftiger reagiert der Körper darauf – etwa mit Kopfschmerzen, Schlaflosigkeit, Magenschmerzen und so weiter. Gleichzeitig schwächt diese Alarmreaktion das Immunsystem und macht uns verwundbarer für Krankheiten aller Art. Je nach körperlicher Konstitution und Lebensumständen erleidet der eine dann irgendwann einen Herzinfarkt, der andere bekommt ein Magengeschwür, der dritte Krebs. Diese »Kettenreaktion«, ausgelöst durch stressende Ereignisse, muß aber nicht so ablaufen. Alles hängt davon ab, wie der Streß-Auslöser wahrgenommen, bewertet und schließlich bewältigt wird. Mit anderen Worten: Ob Streß eine Chance hat, unsere Gesundheit zu gefährden, hängt von psychischen und mentalen Kräften ab, die ein Mensch mobilisieren kann. Weil Streß im modernen Leben allgegenwärtig ist und weil die Streß-Faktoren in einem so dicht besiedelten Land wie etwa der Bundesrepublik eher zunehmen, ist es nahezu unmöglich, ihn völlig zu vermeiden. Es kommt vielmehr darauf an, ihn als Tatsache des Lebens zu akzeptieren und ihm psychische Widerstandskraft entgegensetzen zu können.

Das »neue Denken« in der Gesundheitsforschung konzentriert sich auf die Frage: Wer kann Streß erleben, ohne ihm zu erliegen? Wer bleibt gesund, und warum, auch angesichts kritischer Lebensereignisse und zahlreicher Stressoren im Alltagsleben?

Um der Beantwortung dieser Fragen näher zu kommen, haben sich Suzanne Kobasa und Salvatore Maddi in den siebziger Jahren eine Gruppe von Menschen gesucht, deren Arbeits- und Privatleben durch ein hohes Maß an Streßbelastung gekennzeichnet war. Sie wurden fündig beim AT & T-Konzern, einer großen amerikanischen Telekommunikationsgesellschaft. In dieser Firma fand über Jahre hinweg ein gewaltiges Umstrukturierungsprogramm statt, verbunden mit drohenden Entlassungen, Versetzungen und vielen anderen dramatischen Veränderungen – eine lange, sich über viele Jahre erstreckende Phase von Unsicherheit, neuen Aufgaben und beträchtlicher Unruhe unter den Mitarbeitern. Aus zunächst 700 leitenden Angestellten dieses Konzerns suchten Kobasa und Maddi die 200 heraus, die auf einer Streß-Skala extrem hohe Werte erreichten. Die Hälfte dieser 200 Angestellten erkrankten sehr häufig und schwer, die andere Hälfte blieb – so schien

es damals noch: erstaunlicherweise – gesund. Worin unterschieden sich diese beiden Gruppen? Im Hinblick auf Einkommen, Status, Erziehung, Alter und andere biographische Daten waren sie sich sehr ähnlich, sie unterschieden sich jedoch sehr in ihren Einstellungen und Meinungen über sich selbst, über ihre Arbeit und über ihre Mitmenschen. Diese Einstellungen wirkten wie ein Puffer gegen den objektiv vorhandenen Streß, sie machten widerstandsfähig und stark. Maddi und Kobasa haben dieses Bündel psychischer Abwehrkräfte denn auch »Hardiness« getauft, also: Stärke, Widerstandskraft. »Hardy« ist jemand, der sich nicht unterkriegen läßt, sich nicht einfach in sein Schicksal ergibt. Drei Charakteristika der »Hardiness« zeichneten die gesunden Manager aus:
– Engagement und Selbstverpflichtung *(commitment)*: sich in eine Sache »reinhängen«, sein Bestes geben.
– Kontrolle über sein Leben ausüben *(control)*: sich nicht hilflos und ausgeliefert fühlen, entscheiden können, wie es weitergeht.
– Veränderungen als Herausforderung, nicht als Bedrohung sehen *(challenge)*: Ungewißheiten aushalten können, Neues suchen und flexibel auf Probleme reagieren.

In diesen drei Merkmalen unterschieden sich die gestreßten/gesunden Manager von ihren gestreßten/häufig erkrankten Kollegen. Deren Einstellungen waren diametral entgegengesetzt: statt Engagement Entfremdung und Gleichgültigkeit, statt Kontrolle das Gefühl von Machtlosigkeit und Ausgeliefertsein, und statt der Suche nach Herausforderungen ängstlicher Fatalismus und Festhalten an Routine und Gewohnheit.

Widerstandsfähige, streßresistente Menschen verwandeln Probleme in Chancen und vermeiden so von vorneherein die Streß-Reaktion. Suzanne Kobasa hat mittlerweile weitere Resistenz-Faktoren untersucht und herausgefunden, daß beispielsweise körperliche Fitneß oder ein eng geknüpftes soziales Netz ebenfalls als Puffer gegen Streß wirken können, vor allem in Verbindung mit den drei genannten Faktoren. Aber als beste Basis für eine Vorhersage über Gesundheit oder Krankheit taugt nach wie vor die »Hardiness«. Die Engagements-Komponente dieser Widerstandskraft sollte übrigens nicht verwechselt werden mit Arbeitssucht oder gar dem Typ A-Verhalten, also dem verbissenen, ehrgeizigen, feindseligen Arbeits- und Lebensstil, der mit hoher Wahrscheinlichkeit eine Herz-Kreislauf-Erkrankung nach sich zieht. Engagierte Menschen sind auf nicht-aggressive Weise in ihre Arbeit involviert, sie wollen andere nicht dominieren und sind eher an der Aufgabe als am Status orientiert. Die ursprüngliche Untersuchung zur psychischen Widerstandskraft fand bei höheren Angestellten statt – schränkt dies das Konzept auf »gehobene Berufe« ein? Suzanne Kobasa hat in der Folge versucht, das Konzept in sehr verschiedenen Arbeits- und Lebensbereichen zu erhärten und konnte zeigen, daß »Hardiness« auch bei Busfahrern, Studenten, Arbeitern und anderen Gruppen zu finden ist. Andere Forscher haben Berufsgruppen wie Rechtsanwälte oder Offiziere untersucht, aber auch beispielsweise Frauen, denen ein stressiger Besuch beim Gynäkologen bevorstand. Die »Hardiness« half ihnen, den Streß zu bewältigen, weniger Frustration zu erleben und gesünder zu bleiben.

Läßt sich diese mentale Einstellung zum Leben erlernen? Die Analyse der Lebensgeschichte von widerstandsfähigen und gesunden Menschen zeigte, daß die Erziehung und das Erziehungsklima in Elternhaus und Schule eine große Rolle bei der Entwicklung dieser Eigenschaften spielen. Das Gefühl, die Dinge im Leben kontrollieren zu können, wird beispielsweise dadurch kultiviert, daß Kinder immer wieder die Möglichkeit erhalten, sich an schwierigen, aber nicht unlösbaren Aufgaben zu versuchen. Engagement entsteht, wenn jemand immer wieder Ermutigung und Lob erfährt, und schließlich läßt sich die Bereitschaft, Probleme als Herausforderung zu sehen, durch eine abwechslungsreiche, sich oft verändernde, aber nie chaotische Umgebung fördern.

Wenn auch diese psychische Widerstandskraft gegen Streß und Krankheit zum großen Teil eine Mitgift ist, so ist doch eine »Umpolung« auch im späteren Leben noch möglich. Maddi und Kobasa haben in »Hardiness-Entwicklungs-Gruppen« versucht, die Teilnehmer sensibler für ihre Streß-Reaktionen zu machen und ihre Einstellungen in Richtung der drei Komponenten zu verändern. In Gedankenexperimenten und in Erinnerungen werden Alternativen zu den eingeschliffenen Streß-Reaktionsweisen erprobt. Wichtig erscheint vor allem die Fähigkeit, zwischen unausweichlichem und bewältigbarem Streß unterscheiden zu lernen. Daß solche Trainingsprogramme erfolgreich sein können, beweisen die Langzeiteffekte einiger Gruppensitzungen mit stark gestreßten, unter hohem Blutdruck leidenden Angestellten: Sie fühlten sich anhaltend wohler, ließen sich am Arbeitsplatz weniger unter Druck setzen – und dadurch sank auch ihr Blutdruck deutlich.

Ist ein größerer Streß denkbar, als unheilbar erkrankt zu sein und den sicheren Tod vor Augen zu haben? Die tückische Immunschwäche AIDS ist zwar – zumindest in den westlichen Industrieländern – etwas eingedämmt worden, breitet sich jedoch in den Ländern der Dritten Welt epidemieartig aus. Wer HIV-positiv ist, kann mit einer noch verbleibenden Lebensspanne von etwa fünf bis sieben Jahre im Höchstfall rechnen. Mittlerweile jedoch sind bei AIDS-Erkrankten in den USA Überlebenszeiten erreicht worden, die weit über diese Spanne hinausgehen. Untersuchungen bei diesen »Überlebenden« zeigten, daß sie in hohem Maße jene Merkmale aufwiesen, die im Hardiness-Konzept beschrieben sind: Die Erkrankten fügten sich nicht in die Opferrolle, nahmen weiterhin aktiv am Leben ihrer Gemeinde teil, gingen längerfristige Verpflichtungen ein, engagierten sich politisch im Kampf gegen AIDS, glaubten daran, daß sie zumindest einen Einfluß darauf haben, wie ihre Krankheit verläuft.

Die psychische Widerstandskraft eines Menschen ist also ein entscheidender Faktor für die Gesundheit, aber auch für das Überleben selbst schwerster Erkrankungen. Die Entdeckung der »Hardiness« war ein Meilenstein auf dem Weg zu einer neuen Auffassung von Gesundheit und Krankheit.

– 5. Kapitel –

Das Leben – eine lösbare Aufgabe

Wie Suzanne Kobasa und Salvatore Maddi sucht auch der Schöpfer des Begriffes »Salutogenese«, Aaron Antonovsky, nach den Persönlichkeitseigenschaften und Verhaltensweisen, die gesunde Menschen von kranken unterscheiden. Seinen Anstoß zu dieser Suche »in die andere Richtung« erhielt er, als er eine Gruppe von Frauen untersuchte, die die Nazi-Konzentrationslager überlebt hatte. Im allgemeinen war der Gesundheitszustand dieser Frauen psychisch und physisch schlechter als der von Vergleichsgruppen, die nicht diesen kaum zu steigernden »Streß« in den Todeslagern durchmachen mußten. Und dennoch gab es auch unter den überlebenden Frauen einige, die sich durch ihren erstaunlich guten Gesundheitszustand von ihren Leidensgenossinnen abhoben, die Familien gegründet hatten, einen großen Freundeskreis besaßen und sich aktiv am Gemeinschaftsleben beteiligten.

Was war das Geheimnis dieser Menschen? In den folgenden Jahren arbeitete Antonovsky das Kohärenz-Konzept heraus, mit dem er die Persönlichkeitseigenschaften widerstandsfähiger und gesunder Menschen umfassend beschrieb. In der Kohärenz, dem Gefühl, daß es Zusammenhalt und Sinn im Leben gibt, daß dieses Leben nicht einem unbeeinflußbaren Schicksal unterworfen ist, sieht Antonovsky den Kern des »neuen Denkens« über Gesundheit. Warum schaffen es einige Menschen, gesund zu bleiben – so groß die Belastung, der Streß, die Risiken auch sein mögen? Diese innere Stärke, diese Abwehrkraft gründet nach Auffassung Antonovskys vor allem auf einer geistigen Haltung:

1. Die Welt wird als etwas wahrgenommen, das im Prinzip verständlich, konsistent, strukturiert und geordnet ist. Sie ist keine Ansammlung rätselhafter, zufälliger und unerklärlicher Vorgänge. Auch unangenehme Überra-

schungen und schwere Schicksalsschläge zerstören diese Weltsicht nicht – alles kann geschehen, aber es ist letztlich erklärbar und in einen größeren Zusammenhang einzuordnen. Diese Einstellung erlaubt es, eine Art existentieller Zuversicht zu haben, nicht in Panik zu verfallen und die Dinge realistisch einzuschätzen. Sie ist das Gegenteil von Paranoia, einer verschwörungstheoretischen Sicht der Welt.
2. Das Leben ist eine Aufgabe, die gelöst werden kann: Manchmal bedarf es dazu großer Anstrengungen, guter Freunde, eines Arztes, Leuten, denen man vertrauen kann – man braucht Ressourcen, denn allein und aus sich heraus kann man es oft nicht schaffen. Aber diese Ressourcen zu mobilisieren und zu nutzen ist möglich. Niemand muß ein hilfloses Opfer der Umstände sein, es kommt nur darauf an, seine eigenen Kräfte und fremde Hilfe richtig einzusetzen. Schwierige Situationen, Krisen und Probleme können gemeistert werden.
3. Das Leben ist jede Anstrengung, jede Mühe wert. Weil es so viele wertvolle und sinnvolle Dinge in ihm gibt, lohnt es, sich zu engagieren und Probleme aktiv zu bewältigen. Leben ist Kampf, aber dieser Kampf kann gewonnen werden.

Antonovsky definiert sein Kohärenz-Konzept so: »Das Gefühl der Kohärenz, des inneren Zusammenhangs ist eine globale Orientierung, die ausdrückt, inwieweit jemand ein sich auf alle Lebensbereiche erstreckendes, überdauerndes und doch dynamisches Vertrauen hat, daß die Reize aus der inneren und äußeren Welt im Laufe des Lebens strukturiert, vorhersagbar und erklärbar sind, daß es Mittel und Wege gibt, die Aufgaben zu lösen, die durch diese Reize gestellt werden, und daß diese Aufgaben Herausforderungen sind, für die es sich lohnt, sich zu engagieren und zu investieren.«

Je stärker diese persönliche Kohärenz eines Menschen ist, desto erfolgreicher kann er mit den unvermeidlichen, ständigen Stressoren des Lebens fertig werden, die ja Bestandteil unserer Existenz sind. Kohärenz selbst ist keine Bewältigungsstrategie, kein Rezept, wie man mit Streß umgeht. Als Eigenschaft, als Einstellung zum Leben ermöglicht sie jedoch, jeweils die genau richtige Bewältigungsstrategie anzuwenden, sich die Hilfen zu holen, die man braucht, um nicht von den Zumutungen des Lebens überwältigt zu werden. Die gesundheits-stiftende und gesundheits-schützende Kraft, die ein Mensch mobilisieren kann, hängt also in hohem Maße davon ab, welche Welt-Sicht, welche Lebensphilosophie und welche Einstellungen er hat.*

Eine Kurzfassung des Kohärenz-Fragebogens, wie ihn Antonovsky bei seinen Untersuchungen verwendete, soll Ihnen ermöglichen, Ihre eigene Lebens-Orientierung im Hinblick auf die drei Kohärenz-Komponenten herauszufinden. Zu jeder Frage sind sieben Antworten möglich: 1 und 7 markieren die Extrem-Antworten. Kreuzen Sie den Wert an, der Ihnen entspricht, und addieren Sie alle Werte zum

---

* Aaron Antonovsky ist Jude. In einem Vortrag, den er bei seinem ersten Besuch in Deutschland anläßlich eines Psychotherapiekongresses in Berlin 1990 hielt, ging er auf die Frage ein, ob es denn möglich wäre, gesund in einer kranken Gesellschaft zu sein. Mit anderen Worten: Läßt sich das »kohärente Weltbild« mit seiner Zuversicht und seinem Glauben an eine Welt, in der Probleme prinzipiell lösbar sind, angesichts der Barbarei etwa des Dritten Reiches aufrechterhalten? Wie »gesund« fühlten sich die Deutschen? War das Hitlerreich »krank«? Antonovsky verneint die letzte Frage. Er verwahrt sich dagegen, die Dimensionen gesund/krank in den politischen Diskurs zu übertragen. Und er weist auf die offenbar gute physische Gesundheit der meisten Nazis hin: Wie andere Unterdrücker, religiöse Eiferer, Patriarchen und Kolonialisten, wie Blockwarte und politische Kommissare war ihr Weltbild von hoher Kohärenz geprägt. Kohärenz und damit Gesundheit sind wertfrei – die Salutogenese liefert keine moralische Orientierung, sie kann nur helfen, Gesundheit und Krankheit besser zu verstehen. Kohärenz ist mit vielen Lebensentwürfen vereinbar, auch mit solchen, die Werte wie Autonomie, Freiheit, Gleichheit, Menschenwürde geringschätzen oder sogar unterdrücken.

Schluß. Liegt Ihr persönlicher Wert über 53 Punkten, sind Sie überdurchschnittlich »kohärent«.

1. Geht es Ihnen oft so, daß Ihnen egal ist, was um Sie herum vorgeht?
     1   2   3   4   5   6   7
   sehr oft   selten oder nie

2. Sind Sie in der Vergangenheit über das Verhalten von Menschen erstaunt gewesen, von denen Sie glaubten, daß Sie sie gut kennen?
     1   2   3   4   5   6   7
   das kam   das geschah
   ständig vor   nie

3. Ist es vorgekommen, daß Menschen Sie enttäuscht haben, auf die Sie fest gezählt hatten?
     1   2   3   4   5   6   7
   das kam   das geschah
   ständig vor   nie

4. Bis jetzt hatte Ihr Leben:
     1   2   3   4   5   6   7
   keine klaren Ziele oder   sehr deutliche
   überhaupt keinen Sinn   Ziele

5. Haben Sie das Gefühl, daß Sie unfair behandelt werden?
     1   2   3   4   5   6   7
   sehr häufig   sehr selten
                                     oder nie

6. Haben Sie das Gefühl, daß Sie in einer ungewohnten Situation sind und nicht wissen, wie Sie sich verhalten sollen?
     1   2   3   4   5   6   7
   sehr häufig   sehr selten
                                     oder nie

7. Zu tun, was Sie jeden Tag tun, ist:
     1   2   3   4   5   6   7
   voller Unlust   voll tiefer Befrie-
   und Langeweile   digung und Spaß

8. Sind Ihre Gefühle und Gedanken sehr durcheinander?
   1   2   3   4   5   6   7
   sehr häufig   sehr selten
                                  oder nie

9. Kommt es vor, daß Sie Gefühle spüren, die Sie lieber nicht hätten?
   1   2   3   4   5   6   7
   sehr häufig   sehr selten
                                  oder nie

10. Viele Menschen, auch solche mit einem starken Charakter, fühlen sich manchmal wie Verlierer in bestimmten Situationen. Wie häufig haben Sie sich so in der letzten Zeit gefühlt?
    1   2   3   4   5   6   7
    nie   sehr häufig

11. Wenn etwas geschehen ist, wie haben Sie das Ereignis im allgemeinen beurteilt:
    1   2   3   4   5   6   7
    ich habe seine   ich habe die
    Bedeutung entweder   Dinge richtig
    unterschätzt oder   eingeordnet
    überschätzt

12. Wie oft haben Sie das Gefühl, daß die Dinge, die Sie täglich tun, sinnlos sind?
    1   2   3   4   5   6   7
    sehr häufig   sehr selten
                                  oder nie

13. Wie häufig haben Sie Gefühle, die Sie kaum unter Kontrolle halten können?
    1   2   3   4   5   6   7
    sehr häufig   sehr selten
                                  oder nie

– 6. Kapitel –

Sie müssen nur dran glauben!

Einer Kompanie Soldaten wurde ein langer Übungsmarsch mit schwerem Gepäck angekündigt. Sie wurden in vier gleich große Gruppen aufgeteilt und marschierten zum selben Zeitpunkt los, wobei die Gruppen untereinander keine Verbindung aufnehmen konnten. Alle hatten dieselbe Strecke vor sich: 40 Kilometer.

Der ersten Gruppe wurde diese Distanz genau mitgeteilt, und unterwegs erfuhren die Soldaten immer wieder, wie weit sie schon gekommen waren.

Die zweite Gruppe marschierte los, ohne die Länge der Strecke zu kennen und ohne Zwischeninformationen auf der Strecke zu erhalten.

In der dritten Gruppe sagte man den Soldaten beim Start, sie hätten 30 Kilometer zu marschieren. Kurz vor Erreichen dieser Marke ließ man sie wissen, daß noch 10 weitere Kilometer zu bewältigen wären.

Und die Soldaten der vierten Gruppe ließ man glauben, sie müßten 60 Kilometer marschieren, aber nach 40 Kilometern war für sie dann ebenfalls Schluß.

Alle vier Gruppen marschierten also über dieselbe Distanz, aber mit sehr unterschiedlichen Erwartungen im Kopf. Wie sich diese Erwartungen auswirken, hat der Psychologe Shlomo Bresnitz bei diesem Experiment gemessen: Zum einen stellte er fest, wie viele Soldaten in welcher Gruppe aufgaben oder als Fußkranke zurückblieben, zum anderen wurde als Streß-Maß die Veränderung des Cortisols und des Prolaktins gemessen, zweier Hormone, die mit wachsendem Streß vermehrt im Körper ausgeschüttet werden.

Die erste Gruppe der Soldaten, welche korrekt über die Gesamtaufgabe und den jeweiligen Zwischenstand informiert worden war, schnitt am besten ab und wies den geringsten körperlichen Streß auf. Zwar war auch für diese

Soldaten der Marsch eine Schinderei, aber sie hatten die berechtigte Hoffnung, mit jedem Schritt dem Ziel ein Stück näher zu sein.

Die Gruppe, die überhaupt nichts erfuhr, schnitt am schlechtesten ab. Die Männer konnten unterwegs nicht realistisch einschätzen, wie weit sie schon marschiert waren – die einen unterschätzten die Strecke erheblich, die anderen überschätzten sie. Wer die bisherige Marschleistung überschätzte, wies weniger Streß auf: ein Beweis dafür, daß der Streß dieses anstrengenden Gepäckmarsches nicht so sehr in den Beinen steckte, sondern im Kopf.

Die Soldaten, die zu Beginn des Marsches glaubten, nur 30 Kilometer gehen zu müssen, waren am vorläufigen Ziel zwar enttäuscht und sauer, daß sie sich noch weitere 10 Kilometer plagen mußten, aber sie beendeten auch diese Strecke ohne größere Schwierigkeiten.

Ganz anders das Resultat bei den Männern der vierten Gruppe, die sich geistig auf 60 Kilometer einstellten, als sie losmarschierten. Schon nach 10 Kilometern gab es hier die ersten Ausfälle, und bei denen, die die 40-Kilometer-Marke erreichten, waren Erschöpfung und Hoffnungslosigkeit so groß, daß ihnen das plötzliche Ende des Marsches überhaupt keine Erleichterung mehr war.

Dieses Experiment illustriert die Macht von Gedanken und Erwartungen über den Körper. Was erwarten wir von uns selbst? Wie schätzen wir unsere eigene Leistungsfähigkeit ein und unsere Chancen, mit Problemen, Streß und anderen Widrigkeiten fertig zu werden? Wie wir diese Fragen beantworten, ob wir unser Leben eher als einen reizvollen Hindernisparcours sehen, für den wir uns gut trainiert fühlen, oder als ein Minenfeld, das wir überqueren müssen und dessen Gefährlichkeit wir kennen, aber nichts dagegen tun können – das hängt in entscheidendem Maße von Erfahrungen ab, die in uns entweder Optimismus oder Pessimismus als generelle Haltung erzeugt haben. Der Psychologe Martin Seligman hat in seinen Experimenten zur »erlernten Hilflosigkeit« gezeigt, wie resignativ und depressiv Tiere, aber auch Menschen auf Streßsituationen reagieren, aus denen es (vermeintlich) kein Entrinnen gibt. Die Erfahrung, daß es sich ja doch nicht lohnt, sich gegen Streß und Schmerz aufzulehnen, wird auf Situationen übertragen, in denen Widerstand möglich ist. Wer dagegen oft genug erfahren hat, daß Streß nicht Schicksal ist, sondern bewältigt werden kann, wird an die unausweichlichen Problem- und Streßsituationen, die das Leben für ihn bereithält, mit »erlerntem Optimismus« herangehen.

Hoffnung und Optimismus schärfen den Blick für Auswege, Lösungen und Chancen. Pessimistisches Denken kreist um die negativen Möglichkeiten, ist fixiert auf den schlechtestmöglichen Ausgang einer Krise. Hoffnung mobilisiert Gesundheits-Kräfte, die beispielsweise auch den Schock bewältigen helfen, den eine der wohl grausamsten Diagnosen auslöst: Krebs. Optimisten vergegenwärtigen sich die positiven Beispiele von Menschen, die ihren Krebs überwunden haben, sie verschlingen Nachrichten über neue Behandlungsmöglichkeiten, sie setzen ihr Vertrauen in die Ärzte, und sie lassen sich nicht von der geringen statistischen Chance beeindrucken, die Erkrankung länger als fünf Jahre zu überleben. Pessimisten gehen mit dieser brutalen Statistik »realistisch« um und wissen nicht, warum ausgerechnet sie zu den zehn Prozent der Glücklichen gehören sollen, die überleben werden.

Bereits 1966 haben die Psychosomatiker A. Schmale und H. Icker den engen Zusammenhang zwischen Optimismus, Pessimismus und Erkrankungsrisiko untersucht: Sie befragten 68 Frauen, die mit Verdacht auf Gebärmutterkrebs zur Entnahme einer Gewebeprobe in die Klinik kamen. Diese Befragung fand statt, bevor die medizinische Diagnose feststand. 28 der 68 Frauen hatten Krebs, bei den 40 anderen war der Verdacht unbegründet. Auf der Basis der Optimismus/Pessimismus-Werte konnten Schmale und Ikker 68 Prozent der Krebspatientinnen richtig vorhersagen, und 77 Prozent der nichterkrankten Fälle. Es liegt nahe zu vermuten, daß die hoffnungsvolle Haltung der nichterkrankten Frauen sie vor Krebs schützte, aber ebenso könnte richtig sein, daß die Gefühle der Hoffnungslosigkeit, wie sie die erkrankten Frauen ausdrückten, schon ein Ergebnis des Krankheitsprozesses selbst waren.

In einer ähnlichen Untersuchung hat Donald Spence die Interviews mit 62 Frauen analysiert, bevor diese Frauen ihre endgültige Diagnose – Gebärmutterkrebs oder nicht – erhielten. Spence achtete besonders auf Schlüsselworte wie »dunkel, ekelhaft, schwierig, Konflikt, Krebs« und ähnliche, die auf eher pessimistische und hoffnungslose Einstellungen hinwiesen. Worte wie »Wunsch, erwarten, sehnen, wollen« sah er als Zeichen für Hoffnung und Optimismus an. Die Vermutung erwies sich als richtig: In der Wortwahl spiegelte sich offensichtlich der mentale Zustand; Frauen, die eher »düstere« Worte benutzten, waren weitaus häufiger an Krebs erkrankt.

So wie die »erlernte Hilflosigkeit« sich direkt auf das Immunsystem auswirkt, es in seiner Abwehrkraft entscheidend schwächt, so wirkt sich offensichtlich auch Optimismus auf dieses körpereigene Abwehrsystem aus. Martin Seligman meint: »Optimismus kann Ihre Gesundheit im Laufe Ihres Lebens beeinflussen, indem er die Entstehung von Hilflosigkeit verhindert und dadurch das Immunsystem gut in Form hält... Möglicherweise fördert er auch dadurch die Gesundheit, daß er zu einer gesunden Lebensweise motiviert und dazu beiträgt, bei Problemen ärztliche Hilfe zu suchen.« Und schließlich: »Optimismus beeinflußt die Gesundheit, indem er sich auf die Anzahl der negativen Ereignisse im Leben auswirkt... Schließlich sind Optimisten wahrscheinlich auch deshalb gesünder, weil sie mehr ›soziale Unterstützung‹ erhalten. Für die körperliche Gesundheit scheint die Fähigkeit sehr wichtig zu sein, tiefe Freundschaften und Liebesbeziehungen zu pflegen. Menschen im mittleren Lebensalter müssen jemanden haben, den sie mitten in der Nacht anrufen können, um ihm ihre Sorgen zu erzählen, ... sogar oberflächliche soziale Kontakte sind ein Schutz gegen Krankheit.«

Leben demnach Optimisten länger als Pessimisten? Ist Hoffnung eine Geisteshaltung, die uns in Gesundheit alt werden läßt? Seligman weist darauf hin, daß es nicht genüge, auf die hohe Zahl von sehr alten Menschen zu verweisen und zu behaupten, daß sie Optimisten seien: »Vielleicht sind sie nur deshalb Optimisten, weil sie ein langes und gesundes Leben geführt haben, und nicht umgekehrt.«

Die methodischen Probleme, den langfristigen Zusammenhang von Hoffnung und Gesundheit zu beweisen, sind immens: Es muß gezeigt werden, daß eine optimistische Lebenseinstellung überdauernd wirksam ist, daß sie mit gutem körperlichen Gesundheitszustand einhergeht, und daß ein relativ hohes Alter die Folge von beiden Faktoren ist. In den Versuchspersonen einer einmaligen Langzeituntersuchung, den Teilnehmern der sogenannten Grant-Studie, fand Seligman schließlich die Menschen, deren Lebenslauf möglicherweise Aufschlüsse bieten konnte über den Zusammenhang von Optimismus und Gesundheit. Diese Grant-Studie wurde Mitte der 30er Jahre begonnen und von dem Psychoanalytiker George Vaillant in den letzten zehn Jahren begleitet. Zu Beginn dieser Studie wurde eine Gruppe von 200 sehr gesunden und hochbegabten jungen Männern, Studenten der Harvard-Universität, ausgewählt und ausgiebig psychologisch und medizinisch getestet. Ihr Leben wurde bis heute ununterbrochen beobachtet. Im Durchschnitt sind diese Männer heute 70 Jahre alt und haben die letzten 50 Jahre ihres Lebens regelmäßige medizinische Untersuchungen über sich ergehen lassen, haben unzählige Fragebögen ausgefüllt und an regelmäßigen Interviews teilgenommen. So entstand eine umfassende Datensammlung über Gesundheit, Lebensglück und Erfolg im Leben einer – anscheinend ohnehin sehr begünstigten – Gruppe von Männern. George Vaillant konnte also für jeden einzelnen dieser Männer eine lückenlose Lebensgeschichte rekonstruieren. Dabei fiel ihm zunächst auf, daß der gute Start ins Leben, den diese Männer offensichtlich hatten, nämlich als Harvard-Studenten aus meist begütertem Hause eine hoffnungsvolle Karriere einzuschlagen, überhaupt nichts besagte: Mißerfolg und Krankheit, Bankrott, Herzinfarkte in jungen Jahren, Alkoholismus, Selbstmord, Scheidungen und sonstige Lebenskrisen kamen bei einem Teil dieser »Auserwählten« ebenso häufig vor wie bei Menschen, deren Lebenslauf unter weniger günstigen Vorzeichen begann.

Vaillant wollte vor allem herausfinden, welche Umstände und Faktoren ein »gutes« Leben begünstigen und welche Einflüsse zu Unglück und Scheitern führen. Als Psychoanalytiker konzentrierte er sich dabei auf die Abwehrmechanismen, also auf die charakteristische Art und Weise, wie negative Erlebnisse verarbeitet werden. Dabei unterschied er »reife« Formen der Abwehr wie etwa Humor, Altruismus und Sublimierung von den »unreifen« wie Leugnung, Projektion, Verkehrung ins Gegenteil und so weiter. Diese zwei Arten, mit den unausweichlichen Krisen und Konflikten im Laufe des Lebens umzugehen, wirkten sich sehr deutlich auf den Gesundheitszustand der untersuchten Männer aus: Unreife Abwehrformen führten zu häufigeren und chronischen Krankheiten, während kaum einer der Männer, der seine Probleme »reif« bewältigte, im Alter von 60 Jahren krank war.

Aus dem reichhaltigen biographischen Material der gesamten Grant-Gruppe stellte George Vaillant den Optimismus-Forschern Martin Seligman und Chris Petersen solche Daten zur Verfügung, die möglicherweise Rückschlüsse auf frühe optimistische Einstellungen und deren Auswirkung auf das weitere Leben erlaubten. Dabei wurden die Aufsätze von 99 nach dem Zufallsprinzip ausgewählten Männern analysiert, die diese im Alter von etwa 25 Jahren geschrieben hatten. Diese Aufsätze ließen sich inhaltsanalytisch so aufschlüsseln, daß die positive oder negative Lebenseinstellung, die Lebenszuversicht oder der Pessimismus der Schreiber eindeutig erkennbar wurden. Nach dieser Analyse stellten Petersen, Seligman und Vaillant fest, wie sich diese Einstellungen auf Gesundheit und Krankheit im Leben der Männer ausgewirkt hatten. In der Lebensspanne zwischen 25 und 45 Jahren unterschieden sich beide Gruppen kaum voneinander, dann aber, im mittleren Lebensalter, tauchten große und gravierende Unterschiede im Gesundheitszustand auf. Die Männer, die mit 25 Jahren eine pessimistische Einstellung zum Leben zu Protokoll gegeben hatten und die auch in den folgenden Jahren eher mit geringen Hoffnungen an die Aufgaben und Krisen ihres Lebens herangegangen waren, bauten plötzlich stark ab. Ihr Gesundheitszustand war deutlich schlechter als der der optimistischen Männer. Die Einstellung zum Leben, wie sie sich mit 25 Jahren dargestellt hatte, erlaubte sogar eine bessere Vorhersage des späteren Erkrankungsrisikos als etwa der körperliche Gesundheitszustand mit 25 oder der vorherrschende psychische Abwehrmechanismus.

Die Fähigkeit, hoffen zu können, ist eng verknüpft mit dem Selbstbild und der Einschätzung der eigenen Kraft und Kompetenz, mit schwierigen Situationen fertig zu werden. Der Psychologe Albert Bandura hat in zahlreichen Experimenten gezeigt, wie diese »Selbstwirksamkeit« eine gerade münchhausenhafte Kraft darstellt – sich nämlich allein durch die Überzeugung, es schaffen zu können, buchstäblich an den eigenen Haaren aus dem Sumpf zu ziehen. Diese besondere Form des Selbst-Bewußtseins muß gar nicht auf wirklichen Fähigkeiten und Kompetenzen aufbauen, allein der Glaube, sie zu besitzen, verleiht dann in einer Art sich selbst erfüllenden Prophezeiung ungeahnte Kräfte. Dieser Glaube an die eigenen Chancen überwindet Selbstzweifel und Angst.

Wer also überzeugt davon ist, daß er genügend Energie, Geschicklichkeit, Wissen zur Verfügung hat, um mit Problemen fertig zu werden, schafft dies in den meisten Fällen auch. Diese verblüffende und doch so alltägliche Wahrheit ließ sich auf eindrucksvolle Weise bei einer Gruppe von Arthritis-Patienten therapeutisch nutzbar machen: In sechs zweistündigen Sitzungen lernten die Patienten und ihre Familienangehörigen, wie sie mit Schmerz, Behinderung und Depression – den unangenehmsten Begleiterscheinungen dieser Krankheit – besser zurechtkommen konnten. In diesen Sitzungen erfuhren sie viel über die Physiologie dieser Krankheit, über Behandlungsmöglichkeiten, Entspannungstechniken, Ernährung, über den Zusammenhang zwischen Streß, Schmerz und Depression. Sie erarbeiteten sich Techniken, um Schmerz möglichst zu vermeiden und sich, den Umständen entsprechend, optimal zu bewegen.

Hat dieses Lernprogramm allen Teilnehmern geholfen, besser mit ihrer Krankheit zu leben? Haben Wissen und Bewältigungstechniken allein schon einen therapeutischen Effekt? Leider nicht: Nicht alle Patienten profitierten von diesem Lehrgang, einige litten danach genausosehr unter Schmerzen und Depressionen wie vorher. Ein anderer Teil jedoch zog aus dem Wissen und den Übungen beträchtlichen Gewinn, diese Patienten berichteten über deutlich weniger Schmerzen und eine größere Beweglichkeit – insgesamt also über eine stark verbesserte Lebensqualität. In ausführlichen Interviews versuchten die Initiatoren dieses Experimentes herauszufinden, warum ihr Programm so unterschiedliche Erfolge hatte. Schließlich arbeiteten sie einen entscheidenden Unterschied zwischen den beiden Patienten-Gruppen heraus – das Erlernte konnte nur dann wirksam werden und helfen, wenn der betreffende Patient davon überzeugt war, daß er nun sehr viel besser mit seiner Krankheit fertig werden könne. Patienten, deren Zustand nicht verbessert werden konnte, glaubten nach wie vor, daß »man bei Arthritis einfach nichts tun kann«.

Was bedeutet dies für den Wert der Erkenntnis, daß der Glaube an die eigene »Selbstwirksamkeit« ein entscheidender gesundheitsfördernder Faktor ist? Beweist dieses Experiment, daß man diese Einstellung »einfach« hat – oder eben nicht? Keineswegs: Der Lehrgang für Arthritis-Patienten wurde aufgrund dieser Nachuntersuchungen neu konzipiert. Die Übungsziele beispielsweise wurden in Einzelschritte zerlegt, wobei die Patienten selbst Größe und Geschwindigkeit der Schritte festlegten und so nach und nach Erfolgserlebnisse haben konnten. Anstatt beispielsweise das Ziel vorzugeben, eine Etage im Treppenhaus hinaufzusteigen, waren nun schon zwei Stufen auf dieser Treppe ein bewältigbares Zwischenziel. Kleine Erfolgserlebnisse halfen also, die Zuversicht in die eigenen Fähigkeiten aufzubauen. Darüber hinaus wurde der Kursus angereichert durch eine Schulung darin, die eigenen Körpersymptome besser interpretieren zu können und aufkommende Angst in Schach zu halten. Dieses revidierte Trainingsprogramm war folglich auch deutlich erfolgreicher als das vorherige, denn es konzentrierte sich nicht nur auf Wissensvermittlung und Übungen, sondern förderte die wohl entscheidende Fähigkeit für die Patienten: an den eigenen Erfolg glauben zu können.

Überzeugungen, Meinungen, Gedanken, Erwartungen formen unser Welt- und Selbstbild. Sie bilden die Leitlinien für unser Verhalten, sie entscheiden über psychisches Wohlbefinden und körperliche Gesundheit. Kognitionen und Einstellungen sind aber nicht Schicksal, sie können verändert werden. Dies ist die vielleicht größte Lücke im bestehenden Gesundheitswesen: Wir wissen inzwischen sehr viel über die positive Kraft von Überzeugungen, Hoffnungen und Lebenssinn, wir wissen immer genauer, wie sich die Kräfte des Immunsystems durch psychologische Beeinflussung steigern lassen, und wir verfügen im Grunde auch über ein reichhaltiges Arsenal von unaufwendigen, aber doch sehr wirksamen Techniken des Lernens, der Bewußtseinsveränderung, der Induktion zum Umdenken. Und doch gilt noch immer die größte Aufmerksamkeit dem »Endzustand« von selbstschädigenden, unaufgeklärten, krankmachenden Einstellungen und Lebensweisen. Noch immer wird fast alle Energie darauf verwandt, das Kind aus dem Brunnen zu fischen – nachdem man es streng, aber doch vergeblich ermahnt hatte, nicht am Brunnen zu spielen.

Vielleicht sind es Forschungsergebnisse wie das folgende, die das krankheitsorientierte Establishment unseres Gesundheitswesens dazu bringen können, die Bedeutung psychischer Faktoren nicht länger herunterzuspielen oder zu ignorieren: Die beste Prognose für den künftigen Gesundheitszustand eines Menschen basiert nicht auf der Bewertung von Gesundheitsrisiken wie Rauchen oder Trinken. Gesundheit oder Krankheit lassen sich am solidesten prognostizieren – durch die subjektive Einschätzung der eigenen Gesundheit. Anders ausgedrückt: Die simple Tatsache, daß sich jemand für ziemlich oder sehr gesund hält, sagt mehr über den zukünftigen Gesundheitszustand aus als alle objektiven ärztlichen Daten. Entscheidend ist gar nicht, ob jemand objektiv wirklich gesund *ist*, sondern ob er sich so *fühlt*. In einer kanadischen Studie wurden im Bundesstaat Manitoba 3500 ältere Menschen zu Beginn eines auf sieben Jahre angelegten Forschungsprojektes gefragt, wie sie ihre eigene Gesundheit einschätzen (ausgezeichnet, gut, einigermaßen, schlecht, sehr schlecht). Gleichzeitig wurde ihr objektiver Gesundheitszustand durch umfangreiche ärztliche Untersuchungen festgestellt. In der Folgezeit starben von den Befragten, die sich zu Beginn der Studie bei eher schlechter Gesundheit fühlten, eine weitaus größere Zahl als die Alten, die sich gut fühlten. Zur Überraschung der Forscher jedoch war der objektive Gesundheitszustand, wie er sich in Blutdruck, Cholesterinspiegel und anderen Maßen ausdrückte, keineswegs eine bessere prognostische Basis als die subjektive Selbsteinschätzung: Wer zu Beginn des Untersuchungszeitraumes objektiv bei schlechter Gesundheit war, wessen Chancen statistisch gesehen also schlecht standen, überlebte dann erstaunlicherweise dieses Risiko, wenn er seinen eigenen Gesundheitszustand als gut bezeichnet hatte. Umgekehrt starben sehr viel mehr der Untersuchungsteilnehmer – wiederum gegen alle Erwartung –, die zwar objektiv bei guter Gesundheit waren, sich aber selbst einen schlechten Zustand bescheinigten. Dieser »Gesundheitsoptimismus« beziehungsweise »Gesundheitspessimismus« war gleichermaßen bei beiden Geschlechtern, quer durch alle sozialen Schichten hindurch, wirksam.

Auch ein anderes Forschungsprojekt bestätigte, wie wichtig die Selbsteinschätzung der eigenen Gesundheit ist, wie sehr sich der – möglicherweise falsche – Glaube an das eigene Gesundsein auf die zukünftige Gesundheit auswirkt: In dem kalifornischen Bezirk Alameda galt eine großangelegte Studie mit mehreren tausend Teilnehmern zunächst der Suche nach gesundheitsschädlichen und gesundheitsfördernden Verhaltensweisen. Die langfristigen Auswirkungen des Rauchens, von Alkoholkonsum, Frühstücksgewohnheiten, Fitneß-Aktivitäten, Schlaf und so weiter sollten unter anderem Aufschluß darüber geben, ob es so etwas wie einen durchgängigen »gesunden Lebensstil« gibt. Niemand jedoch war buchstäblich von morgens bis abends gesundheitsbewußt, niemand schien in der Lage zu sein, *alle* Risiken zu meiden und auf *alle* potentiell gefährlichen Dinge, etwa Alkohol oder Nikotin, zu verzichten. Von größter Bedeutung für die langfristige Gesundheit jedoch war nicht die Zahl gesundheitsbewußter, »richtiger« Verhaltensweisen, sondern wiederum das subjektive Gesundheitsgefühl. Ganz unabhängig davon, wie »gesund« jemand lebte – wenn er sich bei diesem Lebensstil als eher kränklich bewertete, dann erhöhte sich sein Erkrankungs- und Sterblichkeitsrisiko um das Zweieinhalbfache (bei den Männern) bis zum Fünffachen (bei den Frauen).

Die Psychologen Robert Ornstein und David Sobel haben versucht, die Wirkungskette dieses erstaunlichen Prozesses zu erklären. Wenn eine Einschätzung des eigenen Gesundheitszustandes, die sogar falsch sein kann, mindestens ebenso vorhersagemächtig ist wie objektive physische Daten – wie »funktioniert« diese Überzeugung? »Es ist möglich, daß Menschen ein sehr sensibles Frühwarn-System auf neuronaler Ebene besitzen, das ganz geringfügige Veränderungen im Gesundheitszustand schon entdecken kann, lange bevor Symptome auftauchen und ein Arzt dann Beeinträchtigungen feststellen kann. Andererseits aber ist es möglich, daß die Überzeugung, die man über den eigenen gegenwärtigen Gesundheitszustand hat, sich auf den zukünftigen auswirkt – pessimistische Einstellungen übersetzen sich sozusagen in physiologische Störungen, Optimismus dagegen unterdrückt sich anbahnende Krankheiten. ... Was immer der Mechanismus sein mag: Wir haben es mit der besten, höchstentwickelten diagnostischen Maschine zu tun, dem menschlichen Gehirn.« Die schnellste und beste Prognose ist es deshalb, einen Menschen nach seiner gesundheitlichen Selbsteinschätzung zu fragen. Gleichzeitig mag die erste und beste therapeutische Maßnahme darin bestehen, seine Selbstwahrnehmungen positiv zu verändern und dadurch physiologische Prozesse auszulösen, die seine Gesundheit verbessern.

– 7. Kapitel –

Machen Sie sich ruhig Illusionen!

Ist dies ein Plädoyer dafür, Scheuklappen anzulegen und sich selbst einen zwanghaften Optimismus zu verschreiben? Klingt das alles nicht nach jenem »positiven Denken«, das uns die Trivialphilosophen unserer Zeit verkaufen möchten? Und ist dieser unrealistische Optimismus (an die eigene Gesundheit zu »glauben«, auch wenn objektiv alles auf Krankheit hindeutet) nicht eher ein Zeichen für Realitätsferne, für psychische Defizite und Deformationen?

Tatsächlich hat die Psychologie jahrzehntelang behauptet, daß realitätsverzerrende Wahrnehmungen ein Merkmal für psychische Störungen, für Realitätsverlust und Eskapismus seien. Die akkurate Wahrnehmung der Wirklichkeit dagegen wurde immer wieder als Eckpfeiler psychischer Gesundheit beschrieben. Diese Lehrmeinung, die auch Laien so plausibel erscheint, ist nun ins Wanken geraten. Die »Beschönigung« der Tatsachen des Lebens ist kein Merkmal psychisch beeinträchtigter Menschen. Im Gegenteil: Illusionen sind in den meisten Fällen gesund, sie sind der »Normalfall« – und erst ihr Verlust bedroht die psychische und körperliche Gesundheit. Nur wer sich gelegentlich über die harten Fakten des Lebens hinwegtäuschen kann, nur wer fähig ist, die allgegenwärtigen Risiken und Bedrohungen unserer Existenz zu großen Teilen auszublenden und seine Wahrnehmungen zu fokussieren auf die eher positiven Aspekte des Lebens, kann auf Dauer seine psychische und physische Integrität bewahren.

Wir haben gesehen, wie sehr unser Selbstbild, unsere Selbsteinschätzung die Bewertung von Streß, Krisen und anderen Erfahrungen beeinflußt. Alles, was das Leben an angenehmen und unangenehmen Ereignissen für uns bereithält, wird von dieser Instanz eingeordnet und bewertet: Damit diese permanente »Datenverarbeitung« und Bilanzierung uns nicht überfordert, erschöpft und deprimiert, müssen wir uns als größer, wichtiger, schöner und erfolgreicher sehen, als dies der Wirklichkeit entspricht. Wir sind Hochstapler vor uns selbst, ohne daß uns dies bewußt ist. Immer wieder überschätzen wir das Ausmaß an Kontrolle, das wir über wichtige Aspekte unseres Lebens ausüben können, und bilden uns ein, die Dinge »im Griff« zu haben. Außerdem sind wir unrealistische Optimisten: Unsere psychische Widerstandskraft verdanken wir der Überzeugung, daß wir von größeren Katastrophen und Ärgernissen verschont bleiben werden.

Um im Alltag funktionieren zu können, um nicht immer wieder in Selbstzweifel, Angst und Unsicherheit zu verfallen, sind wir kognitiv auf Selbstüberschätzung programmiert. Da wir nun einmal Dreh- und Angelpunkt unserer eigenen Biographie sind, die Helden unserer Lebensgeschichte, verwenden wir all das, was uns gut aussehen läßt, mit Vorzug und spielen all das herunter, was unsere Selbstachtung gefährden könnte. Ein banales Beispiel für diese Selbst-Überhöhung, der die meisten Menschen unterliegen: Bei einer Umfrage gaben 90 Prozent aller befragten Autofahrer an, daß sie sich für »besser als der Durchschnitt« hielten. Jeder scheint also subjektiv in dem Glauben zu sein, besser als die meisten anderen zu fahren. Solche Selbstüberhöhung gestehen wir in der Regel nur Kindern zu, die ja ihre Fähigkeiten oft in hohem Maße überschätzen. Für sie mag es eine geradezu biologische Notwendigkeit sein, den Glauben an die eigene Tüchtigkeit auch im Angesicht von Mißerfolgen und Rückschlägen aufrechtzuerhalten und sich so allmählich das Repertoire der Lebenstechniken zu erwerben, das sie brauchen. Von uns Erwachsenen aber erwarten wir im Grunde eine realistischere Selbstbeurteilung. Aber: Diese Selbstüberschätzung ist der Normalfall, wie die Sozialpsychologin Shelley Taylor mit ihren Studien über »Positive Illusionen« beweist. Der stabilisierende und gesundheitsfördernde unrealistische Optimismus ist selbst bei Zynikern und Pessimisten anzutreffen – auch sie pflegen die durch nichts begründete Gewißheit, daß ihnen die vielen negativen Ereignisse, die das Leben bereithält, erspart bleiben: Autounfälle, Verbrechen, Arbeitslosigkeit, Krankheit. Fast jeder ist davon überzeugt, daß sein persönliches Schicksal der Statistik ein Schnippchen schlägt.

Die »gesunden Illusionen« sind keineswegs Irrtümer oder mutwillige Entstellung der Fakten, vielmehr handelt es sich um überdauernde und eng mit dem Selbstbild verknüpfte Denkschemata. Illusionen lassen sich auch nicht einfach – so wie etwa ein Irrtum – widerlegen. Sie sind eine Art und Weise, die Wirklichkeit zu interpretieren, ein fester Bestandteil unseres Wahrnehmungs- und Denkapparates, mit dem wir der Welt Sinn abgewinnen.

Gerade positive Illusionen sind es, die uns befähigen, auch widrige Umstände zu überwinden, Frustrationen auszuhalten und längerfristige Ziele anzustreben. Wo ein durch Wahrscheinlichkeitsstatistik gestützter Realismus entmutigen würde, werden wir durch die positiven Illusionen in die Lage versetzt, auch »vorübergehende« Schwierigkeiten und Opfer in Kauf zu nehmen. Deshalb ist diese Form der Selbstüberschätzung überhaupt nicht zu verwechseln mit dem naiven Optimismus des Lottospielers, der an ein blindes Glück glaubt. Die »gesunden Illusionen« stützen sich vielmehr auf den Glauben an die eigenen Fähigkeiten, an das eigene starke Ich, das sich in der rauhen Wirklichkeit behaupten wird. Wie die »Selbstwirksamkeit« entwickeln also auch die gesunden Illusionen eine Eigendynamik, indem sie die Motivation erhöhen und die Leistungsbereitschaft steigern – sie sind eine sich selbst erfüllende Prophezeiung.

Gerade der Schutz des Selbstwertgefühles vor negativen Ereignissen und Stimmungen ist die Voraussetzung dafür, daß auch Aufgaben und Ziele angepeilt werden, die jenseits jeder statistischen Verwirklichungschance liegen. Und wer etwas von der Zukunft erwartet, weil er sie vielleicht allzu optimistisch und illusionär sieht, der wird mit ziemlicher Wahrscheinlichkeit auch dafür sorgen, daß er diese positive Zukunft auch noch erlebt – er wird also seinen Lebensstil, sein Gesundheitsverhalten so gestalten, daß er unnötige Risiken vermeidet und beispielsweise eher geneigt ist, den Ratschlägen seines Arztes zu folgen.

Wie sehr Hoffnung und (unrealistischer) Optimismus mit dem körperlichen Gesundheitszustand zusammenhängen, illustriert der berühmte Placeboeffekt. Der Glaube, daß ein bestimmtes Mittel der Gesundheit oder der Heilung förderlich sei, bewirkt diese Heilung, auch wenn das Mittel selbst keine Wirkstoffe enthält. Dieses medizinische »Wunder« findet täglich statt, wobei die Rolle des Placebos auch von einem einfühlsamen, Hoffnung vermittelnden Arzt oder von einer freundlichen Krankenschwester eingenommen werden kann. Die Neurochemie des Körpers wird durch die psychische Wirkung des Placebos in eine positive Richtung beeinflußt, etwa dadurch, daß die Produktion von Epinephrin (dem Angst-Hormon) reduziert wird. Das Placebo ist die bei weitem wirksamste Medizin, die wir kennen. Jedes neue Medikament muß in zahlreichen Versuchen beweisen, daß es besser als ein Placebo ist, besser als eine Zucker- oder Stärkepille oder eine Spritze mit Salzlösung. Auch hier ist also der Glaube des Patienten, dem dies im Grunde »wirkungslose« Mittel verabreicht wird, »illusionär«. Doch die doppelte Täuschung, die dem Placebo-Prozeß zugrunde liegt, bewirkt erstaunliche Heilungsprozesse. Der Glaube an das Leermedikament hat beispielsweise
– Angina-Attacken um 82 bis 93 Prozent vermindert,
– bei zwei Drittel aller Migräne-Patienten erhebliche Schmerzminderung bewirkt,
– den Heilungsprozeß bei nahezu 50 Prozent aller Magengeschwür-Patienten beschleunigt,
– bei einem Drittel aller Patienten mit chronischen Schmerzen erhebliche Erleichterung gebracht,
– sich als wirksam gegen Asthma, Bluthochdruck, Schlaflosigkeit, Angstzustände und eine Reihe von weiteren Krankheiten und Störungen erwiesen.

Übrigens: Die Material- und Herstellungskosten von Placebo-Pillen gehen gegen Null.

Zwar ist die Wirksamkeit des Placebos in der Medizin seit langem bekannt, und in zahlreichen Anekdoten sind schier unglaubliche Heilungen überliefert worden. »Hoffnungslose Fälle« wurden wieder gesund, weil sie beispielsweise in einem Stück Fachjargon der behandelnden Ärzte eine positive Wendung zu erkennen glaubten und daraus ihrerseits neue Hoffnung destillierten. »Hoffnungslose Fälle« waren sie im Grunde nur für ihre Ärzte, als sie dann selbst wieder Hoffnung schöpfen konnten – so illusionär und unrealistisch diese Hoffnung auch war –, ging es zur großen Verblüffung aller anderen wieder aufwärts. Der Mediziner Bernie Siegel hat zahlreiche solcher Fälle in seinen Büchern beschrieben. So etwa die Geschichte zweier Onkologen, die ihre Patienten mit vier Medikamenten behandelten. Der eine stellte nach einem bestimmten Zeitraum fest, daß diese Kombination bei etwa 25 Prozent seiner Patienten anschlug und den gewünschten Erfolg zeitigte. Der andere dagegen hatte bei 75 Prozent seiner Patienten positive Ergebnisse. Nachdem sie eine Weile herumgerätselt hatten und diesen großen Unterschied zwischen den beiden Patientengruppen zu erklären versuchten, verglichen sie ihre Untersuchungsprotokolle und stellten dabei fest, daß beide jeweils die ersten vier Buchstaben der vier Medikamente verwendet hatten, um ein Kürzel für die Kombination zu schaffen. Der weniger erfolgreiche Onkologe verwendete die Buchstabenkombination EPHO, während sein erfolgreicher Kollege folgende Anordnung wählte: HOPE (Hoffnung).

Die Widerstandskraft gegen Streß und Krankheit ist das Produkt psychischer Prozesse: Die Art und Weise, wie wir Ereignisse wahrnehmen und interpretieren, wie wir unsere Rolle in der Welt interpretieren und ein stabiles Selbstbild aufbauen, beeinflußt unsere Gesundheit in ungeahntem Maße. Weil wir nicht in einer geordneten, geregelten und gleichförmigen Welt leben, weil nur die wenigsten Menschen in ländlicher Abgeschiedenheit oder in klösterlicher Strenge und Regelmäßigkeit leben wollen und können, weil wir vielmehr hineingeworfen sind in ein Chaos aus Streß, Lärm, Anforderungen und Zwängen, in eine verwirrende Vielfalt der Angebote, weil wir die Zahl der Risiken ständig wachsen sehen und weil schließlich Veränderung das einzig Beständige in unserem Leben ist, heißt Gesundheit schließlich nichts anderes, als das Positive, Lebensfreundliche in diesem Chaos herauszufiltern und für sich nutzbar zu machen. Es bedeutet, eine bestimmte subjektive Ordnung in die Unordnung hineinzubringen, dem vielfach sinnlos Erscheinenden einen Lebenssinn abzugewinnen, die richtige Balance von Flexibilität und Standhaftigkeit zu finden, um sich in der Flut von Eindrücken und Zumutungen behaupten zu können. Es bedeutet, die Aspekte des Lebens zu akzentuieren, die dem Selbstwertgefühl nützen, den ständigen Wandel nicht als Bedrohung, sondern als Herausforderung zu sehen und sich in geradezu existentialistischer Haltung eine Bereitschaft zur immer wieder neuen Auseinandersetzung mit dieser Welt zu bewahren.

Diese psychischen Prozesse haben eher indirekt mit Gesundheit zu tun – sie sind Ausdruck einer allgemeinen Einstellung zum Leben, sind Bestandteil von Persönlichkeitsmustern, die Widerstandskraft in allen Lebensbereichen beweisen. Lebenszugewandtheit, Lebensfreude, Lebenssinn, Lebenslust sind Begriffe, unter denen sich die Einstellungen und Verhaltensmuster subsummieren lassen, die letzten Endes mit hoher Wahrscheinlichkeit Gesundheit bewahren oder Krankheiten bewältigen helfen. Diese »psychischen Programme« sind in allen Menschen angelegt, aber sie sind sehr häufig verkümmert oder gar in ihr Gegenteil verkehrt worden. Das Merkmal der gesundheitsförderlichen psychischen Eigenschaften ist, daß sie nur »beiläufig« mit Gesundheit zu tun haben. Das, was uns gesund hält, läßt uns nicht um uns selbst kreisen, ist nicht ängstliche Nabelschau und ständiger Defensivkampf. Zwar sind wir die selbstzentrierten Regisseure unserer Lebensgeschichte, aber je unangestrengter und selbstverständlicher wir die Handlung dieses Stückes vorantreiben, desto weniger müssen wir uns über unsere Gesundheit Gedanken machen. Gesundheit ist in der Regel »kein Thema«, es sei denn, es wird bewußt immer wieder dazu gemacht.

– 8. Kapitel –

Wir eingebildeten Kranken

Für viele Menschen ist Gesundheit das beherrschende Ziel ihres Lebens geworden, das durch striktes Befolgen von Verhaltensvorschriften zu erreichen ist: Alles wird unter dem Aspekt betrachtet, wie gesund oder ungesund es ist – Ernährung, Arbeitsstil, Schlafgewohnheiten, Genußmittel, Sexualität, Altern, Freizeitbeschäftigungen. Der Mediziner und Biologe Lewis Thomas, Präsident des Sloan Kettering Krebsforschungszentrums in New York, war einer der ersten, der diese heraufziehende Hypochondrisierung unserer Gesellschaft beschrieben hat: »Wir sind gesundheitsbesessen. Wir streben nicht nach einem schöneren Leben, sondern wollen nur ein befürchtetes Nachlassen abwehren, den Tod hinausschieben ... Diese neue Weltanschauung ist unverkennbar das Produkt einer nicht zentral geleiteten, sondern spontanen Propaganda, welche die ganze Gesellschaft durchzieht. Wir erzählen einander unablässig solche Sachen, die dann im Fernsehen oder in den Illustrierten zu uns zurückkommen und alle unsere Ängste bestätigen und wo wir zum Schluß, wie auch in der Beratungsspalte der Tageszeitung üblich, angewiesen werden, Hilfe zu suchen. Lassen Sie sich untersuchen! Halten Sie Diät! Meditieren Sie! Joggen Sie! Lassen Sie sich etwas wegoperieren! Nehmen Sie zwei Tabletten in Wasser ... Wenn Schmerzen, Blutarmut oder Langeweile anhalten, gehen Sie zum Arzt.«

In der Tat sind die unablässigen Versuche, uns zu »Gesundheitsbewußtsein« oder zu »gesundheitsbewußtem Verhalten« zu erziehen, allgegenwärtig. Jede Ausgabe der Tageszeitung enthält medizinische Nachrichten, Berichte über neue Risiken und Krankheiten, von Alzheimer über AIDS bis zum Hautkrebs. Das Fernsehen hält uns auf dem laufenden über den Stand der medizinischen Forschungen, über dramatische Operationen, aufsehenerregende neue

Diagnosemöglichkeiten und so weiter. Eine wachsende Gruppe von Menschen saugt diese Informationen in sich auf und verwendet das so angelesene, gesehene und eingeimpfte »Fach«-Wissen sofort, um entweder an sich selbst herumzuexperimentieren oder aber andere zu belehren. Immer häufiger und nachdrücklicher werden wir zu Selbstdiagnosen aufgefordert, um die vielen Malaisen und Beschwernisse des Alltags im Rahmen immer neuer medizinischer Erkenntnisse und Krankheitsbilder zu interpretieren. Ein Musterbeispiel hierfür ist das sogenannte Barr-Epstein-Virus, das die Ursache des »chronischen Ermüdungssyndroms« sein soll. Innerhalb weniger Monate nach der Entdeckung dieses Virus hat sich eine ganze Subkultur von Selbsthilfegruppen, Kliniken und Schrifttum um dieses neue Syndrom herum gebildet. Jeder, der sich gelegentlich müde, schlapp, lustlos fühlte, der ein Kratzen im Hals hatte oder öfter unter Kopfweh litt, hatte nun eine medizinische Erklärung für seinen Zustand. Solche »Diagnosen« setzen eine psychische Kettenreaktion in Gang – gesteigerte Selbstaufmerksamkeit, Überbewertung der Symptome, tatsächliches Unwohlsein. Die Angst vor Krankheiten und die Sorge um unsere Gesundheit arten zur Gesundheits-Sucht aus, jedes Unwohlsein verstärkt diese Sorge.

Wir laufen Gefahr, Gefangene einer Gesundheitsideologie zu werden, die uns das Leben eher vermiest als es uns genießen läßt. Gerade weil die wirkliche Bedrohung unserer Gesundheit recht groß ist, haben die oft hysterische Züge annehmenden Kampagnen leichtes Spiel. Die Bereitschaft vieler Menschen, sich aktiv um ihre Gesundheit zu kümmern, wird auf eine Art fehlgeleitet und mißbraucht, die letztlich zu einer deutlichen Verschlechterung des gesundheitlichen Befindens führen muß. Zum Glück sind nicht alle Menschen gleich anfällig für die hypochondriefördernde Gesundheitspropaganda. Das subjektive Gesundheitsgefühl läßt sich grob mit der folgenden Typologie beschreiben:
– »Stoiker« kümmern sich sehr wenig um ihren Gesundheitsstatus, deshalb kümmern sie sich auch wenig um

mögliche Krankheiten und deren Symptome. Sie sehen es als selbstverständlich an, daß sie gesund sind, und im Falle einer Erkrankung nehmen sie das fast fatalistisch hin. Oft verleugnen sie sogar Symptome und müssen von Verwandten oder Freunden geradezu zum Arzt gezerrt werden.
– Die »besorgten Gesunden« sind wohl am weitesten verbreitet: Sie sind gelegentlich hypochondrisch, vor allem unter großem Streß. Sie verleugnen ihre Symptome nicht wie die Stoiker, versuchen aber oft, ihre Gesundheit selbst durch Hausmittel oder Veränderung der Lebensgewohnheiten in den Griff zu bekommen.
– »Echte Hypochonder« leiden unter der Vorstellung, daß sie ernsthaft krank sind, auch wenn dies objektiv nicht der Fall ist, und sie belagern die Ärzte mit ständig wechselnden Symptomen. Die exzessive Beschäftigung mit Krankheiten und dem Körper sind eine psychische Störung. Solche Hypochonder können ihren körperlichen Zustand nicht eine Minute lang vergessen und referieren in langen Monologen über ihre diversen Leiden. Sie haben den Zustand der Selbstaufmerksamkeit und der ständigen Selbstbeobachtung zur Lebensform entwickelt. Aus der gelegentlichen Wehleidigkeit, die uns alle hin und wieder befällt, ist ein Lebensstil geworden.

Übertriebene Selbstbeobachtung, Überbewertung von Symptomen, Hypersensibilität gegenüber Schmerzen – wie ist es psychologisch erklärbar, daß der Körper und seine Befindlichkeit so dauerhaft ins Zentrum des Bewußtseins rückt? Der Schlüssel zum Gesundheits-Gefühl, zum subjektiven Befinden liegt im Umgang mit Symptomen. Unser Wohlbefinden hängt in erster Linie davon ab, wie wir die Zeichen und Signale des Körpers bewerten.

Zu jedem Zeitpunkt, an dem wir uns ganz bewußt auf unseren Körper und unsere Empfindungen konzentrieren, können wir eine ganze Reihe von im Grunde unbedeutenden, gutartigen »Krankheiten« entdecken: eine wunde Stelle im Mund, leichter Kopfschmerz, eine Hautreizung, Muskelschmerzen, Durchfall, eine verstopfte Nase, ein

Hühnerauge, Herzklopfen, eine lästige Müdigkeit ... In einer amerikanischen Längsschnittuntersuchung wurde festgestellt, daß der durchschnittliche Erwachsene an jedem vierten Tag seines Lebens eines dieser Symptome aufweist. Insgesamt gibt es also etwa 80 »Krankheits«-Episoden pro Jahr. Dieser Befund bestätigt, daß wir im Grunde nie ganz gesund, aber auch nur selten ernsthaft krank sind, sondern uns in der Regel auf einem Kontinuum zwischen diesen beiden Extremen bewegen und fast ständig von geringfügigen, vorübergehenden und im Grunde gutartigen Beschwerden geplagt werden. Sie sind eine Art »Hintergrundgeräusch« unseres Alltagslebens, das wir weitgehend ignorieren können. Denn solche Symptome sind am nächsten Morgen in aller Regel verschwunden und vergessen.

Aber aus kleinen Alltags-Beschwerden ohne wirklichen Krankheitswert können auch bedrohliche und beängstigende Zeichen werden – wenn wir sie dazu machen. Der Psychiater Arthur J. Barsky hat vier psychische Mechanismen beschrieben, die aus einer Symptom-Mücke einen Krankheits-Elefanten machen können:

1. Die Rolle des Kontextes: Rückenschmerzen, Appetitlosigkeit und Müdigkeit plagen uns gelegentlich, ohne daß wir eine Ursache für diese Beschwerden angeben können. Solche vagen Symptome gewinnen dann an Bedeutung, wenn wir beispielsweise eine unangenehme, körperlich anstrengende Arbeit oder ein schwieriges Gespräch vor uns haben. Dann sind wir nämlich eher geneigt, uns mit unserem körperlichen Befinden zu befassen und vielleicht auch gute Gründe zu finden, krank zu werden. Ein anderes Beispiel: Wenn jemand in der Familie erkältet ist, interpretieren wir unseren nächsten Nieser als erstes Anzeichen einer heraufziehenden Erkältung. Normalerweise hätten wir ihm keine Bedeutung beigemessen. Auch Schmerzen sind nicht gleich Schmerzen: Es macht einen Unterschied, ob wir uns das Schienbein an einer Stuhlkante anhauen, wenn wir nachts durch die Wohnung tapern, oder ob wir densel-

ben Stoß während einer lustvollen Rauferei erleiden. Der Kontext »sagt uns«, ob wir Schmerzen ignorieren oder »zulassen« sollen.
2. Krankheitsüberzeugungen: Ob Magendrücken als Folge eines zu stark gewürzten oder zu fetten Essens betrachtet oder als erstes Anzeichen einer Krebserkrankung interpretiert wird, hängt davon ab, welche Krankheits-Überzeugungen jemand hat. Krankheits-Ängstliche neigen zu dramatisierenden Interpretationen. Wenn Sie glauben, eine bestimmte Krankheit zu haben, wird ihr jedes Symptom zugeschrieben und als Bestätigung für die Selbst-Diagnose gesehen.
3. Aufmerksamkeit: Es ist ein gut dokumentierter psychologischer Befund, daß erhöhte Selbstaufmerksamkeit dazu führt, mehr Symptome und Beschwerden zu erleben. Je mehr wir in uns »hineinhorchen«, je mehr wir uns selbst beobachten, desto mehr Gründe für Unwohlsein finden wir. Die Konzentration auf eine bestimmte Körperempfindung verstärkt diese sofort. Ein Beispiel hierfür: Sobald jemand in Ihrer Nähe hustet, lenkt er Ihre eigene Aufmerksamkeit unbewußt auf Ihre Kehle. Sie empfinden dort plötzlich auch eine Trockenheit oder einen Reiz, und bevor Sie sich dessen bewußt sind, räuspern Sie sich und husten. Schauspieler und Musiker kennen diesen Effekt – Hustenanfälle im Publikum haben den Charakter kleiner Epidemien, einer fängt an, und plötzlich hustet es in allen Reihen. Der Auslöser für solche »Epidemien« ist die Selbstaufmerksamkeit.
4. Stimmungen: Es gibt seelische Zustände, die unsere Symptome verstärken. Wer psychisch angeschlagen ist, Angst oder Unruhe empfindet, der neigt auch dazu, körperliche Symptome stärker zu erleben. Aufregung, Traurigkeit, Angst – die meisten Gefühle sind mit großen physiologischen Veränderungen im Körper verbunden, sie lösen Schwitzen, beschleunigten Herzschlag und andere Reaktionen aus. Wenn der Körper aufgrund von Stimmungen und Gefühlen starke innere Signale dieser Art aussendet, dann werden auch andere Sym-

ptome stärker wahrgenommen. Angst setzt beispielsweise die Schwelle für Schmerzen stark herab – wer ängstlich auf eine Spritze wartet, für den wird der kleine Stich zum großen Drama.

Eine Gesundheitsideologie, die die Menschen dazu anhält, ständig auf körperliche Signale und Symptome zu achten, erzeugt also intensive Selbstaufmerksamkeit und Hypersensibilität. Auch belanglose und vorübergehende körperliche Beeinträchtigungen werden als ernst zu nehmende Probleme empfunden. Wenn uns ständig suggeriert wird, wie viele Gefahren um uns herum lauern, welche Krankheiten alle möglich sind und wie ernst wir bestimmte Symptome zu nehmen haben, dann erliegen wir auf Dauer dieser Propaganda. Wir lassen unsere Aufmerksamkeit auf die vielen kleinen Beschwerden des Alltags lenken, sehen diese quasi unter dem Vergrößerungsglas – und fühlen uns allmählich immer kränker.

Unser ständiges Bemühen, Gesundheitsrisiken zu vermindern oder gar ganz zu vermeiden, unser von Gesundheitsmaximen geprägter Lebensstil und die zur Gewohnheit gewordene Selbstbeobachtung bringen uns an die Schwelle zur kollektiven Hypochondrie, zum eingebildeten Kranksein. Wer nicht an eine Verschwörung von Medizin und Medien glaubt, wer die Gesundheitswelle, die uns allmählich in die Krankheit spült, nicht als Trick von cleveren Ärzten, Psychologen und anderer »Agenten« ansieht, der muß sich ernstlich fragen, wie diese Gesundheitsbesessenheit entstehen konnte. Warum haben sich so viele Menschen so bereitwillig medikalisieren lassen? Warum lassen sie sich Bio-Produkte aufschwatzen, hetzen in Joggingschuhen und auf Mountainbikes durch die Gegend, halten eine Diät nach der anderen und greifen immer häufiger zu pharmazeutischen Lebenshilfen? Warum lassen wir uns in den Fernseh-Sprechstunden einreden, daß die Zahl unserer Leberflecken in einem bestimmten Hautareal erste Anzeichen für Hautkrebs sind?

Der Kult um die Gesundheit und um das gesunde Leben entspringt sicher zu einem guten Teil dem Wunsch nach

Kontrolle – je mehr wir die Kontrolle über äußere Ereignisse verlieren, weil wir in einer durchbürokratisierten und unbegreiflich komplexen Welt leben, desto angestrengter versuchen wir, das zu beeinflussen und zu kontrollieren, was wir noch am leichtesten können: unseren eigenen Körper, unsere eigene Gesundheit. Täglich hören wir aufs neue, wie viele Umweltgifte uns gefährden, wie sehr Wasser und Luft verseucht sind, welche Risiken in Gebäuden auf uns lauern in Gestalt von Asbest, Blei oder anderen Giften, wie viele Karzinogene in der Nahrung enthalten sind, wie groß das Ozonloch geworden ist. Selbst die Muttermilch ist vergiftet, und ein Sonnenbad wird zum Flirt mit dem Tod. Wir fühlen uns verletzlich und gefährdet, müssen all unsere Aufmerksamkeit mobilisieren, um diesen Risiken zu entgehen. Selbstdisziplin und gesundheitsbewußtes Verhalten in allen Lebenslagen sind angesichts dieser Situation zu einer neuen Verhaltensnorm geworden. Wer krank wird, muß sich den Vorwurf gefallen lassen, leichtfertig und unachtsam seine Gesundheit aufs Spiel gesetzt und nicht genügend zur Vorbeugung getan zu haben.

Aber die so hart erkämpfte und erhaltene Gesundheit kann nicht genossen werden: So wie der Selfmade-Millionär sich einmal vorgenommen hat, nach der ersten Million das Leben zu genießen, aber dann doch hektisch weiter Geld scheffelt, so können auch die Gesundheits-Jäger ihre Errungenschaft nicht genießen – sie muß ständig neu abgesichert und verteidigt werden.

Und noch auf eine andere Art beeinflußt uns die permanente Gesundheitspropaganda: Sie fördert den Glauben, alles sei im Grunde machbar, auch die Gesundheit. Die großen medizinischen Fortschritte bei der Erhaltung und Verlängerung des Lebens, die neuen diagnostischen Möglichkeiten, die Erfolge bei der Behebung von Problemen wie Unfruchtbarkeit oder Organverschleiß suggerieren dem einzelnen, daß alles möglich ist – Krankheit bedeutet letztendlich nur, daß noch nicht alle Techniken ausgeschöpft worden sind.

Wir erwarten immer mehr von den Heilberufen: Heilbarer Schmerz wird zum unerträglichen Schmerz. Warum leiden, wenn doch die Medizin so viele Techniken und Verfahren bereithält? Wir sind offensichtlich immer weniger bereit, körperliche Beschwerden hinzunehmen, denn wir wissen im Grunde, daß es ein Mittel dagegen gibt. Also wollen wir davon auch Gebrauch machen.

Indem wir das körperliche Wohlbefinden ständig kontrollieren, jede kleine Abweichung vom Idealzustand des perfekten Sichwohlfühlens alarmiert registrieren, lenken wir uns möglicherweise von anderen Problemen ab und drücken Krisen und Konflikte in Form von Gesundheitsbeschwerden aus. Es könnte sein, daß die übertriebene Beschäftigung mit dem eigenen Gesundheitszustand ein Ersatz ist für die Bewältigung von tieferreichenden Krisen, die von Soziologen und Psychologen unter den Schlagworten Narzißmus, Desintegration, Entfremdung, Machtlosigkeit des Individuums, Vereinzelung und Isolation abgehandelt werden. Nicht nur Krankheiten sind Metaphern, wie Susan Sonntag in ihrem vielzitierten Buch schrieb, auch die übersteigerte Sorge um unsere Gesundheit kann als Metapher betrachtet werden. Sie ist Ausdruck zunehmender Vereinsamung und Isolation. Krankheit, Alter und Tod waren in früheren Zeiten natürliche Lebensprozesse, die sich aushalten und bewältigen ließen, weil man in Familie, Freundeskreise und andere soziale Zusammenhänge eingebettet war. Wer heute krank wird, der fällt aus den noch bestehenden sozialen Systemen heraus und wird noch mehr isoliert, als er es ohnehin schon ist.

Der Gesundheitsfetischismus ist möglicherweise auch ein Versuch, neue soziale Bindungen zu stiften – etwa in Selbsthilfegruppen, Fitneßclubs und anderen Einrichtungen, die der Gesundheitsvorsorge und -fürsorge dienen. So gesehen wäre unser kollektives Streben nach Gesundheit auch ein unbewußtes Suchen nach menschlicher Nähe. Die exzessive Beschäftigung mit der eigenen Gesundheit wird von Arthur Barsky auch als ein Anzeichen für den Rückzug des einzelnen auf sich selbst interpretiert. Wir definieren unsere Persönlichkeit nicht mehr so sehr durch Eigenschaften wie Mut, Integrität, Großzügigkeit, Mitgefühl und so weiter, sondern zunehmend durch äußerliche Werte wie körperliche Fitneß, Aussehen, Ausdauer und Alter. Wir haben zugelassen, daß der Wert einer Persönlichkeit gleichgesetzt wird mit dem jeweiligen Gesundheitszustand, mit der Funktionstüchtigkeit und dem äußeren Eindruck eines Menschen. Krankheit und Tod sind dann natürlich die größten Bedrohungen, die es unablässig zu bekämpfen gilt. Das geht soweit, daß der Tod als individuelles Scheitern, als Versagen betrachtet wird, als etwas also, »was man hätte vermeiden können, wenn man nur genügend für seine Gesundheit gesorgt hätte«, wie Lewis Thomas sarkastisch kommentiert.

Das Gesundheitsparadox – wir tun immer mehr für unsere Gesundheit, aber wir fühlen uns immer schlechter dabei – ist eine Denkfalle, in der wir uns immer weiter verfangen, wenn wir uns nicht bewußtmachen, daß Krankheit und Tod zum Leben gehören. Das heißt nicht, gesundheitspolitischen Fatalismus oder Gleichgültigkeit zu propagieren oder nicht alle Möglichkeiten der Gesundheitsvorsorge auszuschöpfen. Es bedeutet jedoch, anzuerkennen, daß es im Leben unvermeidliche Leiden und Schmerzen gibt und daß Gesundheit ein höchst labiler und nie machbarer Zustand ist. Altern und Tod sind unaufhaltsame Prozesse. Erst wenn wir diese Tatsachen anerkennen – und das ist ein positives Paradoxon –, ist eine Lebensweise möglich, die auf Wohlbefinden und Lebensglück basiert.

Je mehr wir jedoch versuchen, unsere Ängste und Besorgnisse durch »Gegenmaßnahmen« zu unterdrücken, je mehr wir uns auf die sofortige Bekämpfung jedes Symptoms konzentrieren, desto unwohler und ungesünder fühlen wir uns. Wir können unsere Gesundheit beeinflussen, aber nicht in dem Sinne, daß wir sie als Aufgabe auffassen, die wir durch Fleiß und Mühe und Anstrengung lösen. Wenn wir die Rolle von Vererbung, Umwelteinflüssen, von Kultur und Zufall leugnen, verstricken wir uns in einen aussichtslosen Kampf.

Arthur Barsky formuliert es so: »Eine reife und realistische Einschätzung unserer Vergänglichkeit und unserer Verletzlichkeit bedeutet nicht Hoffnungslosigkeit, sondern mündet in einem Genießenkönnen dessen, was das Leben bietet. Diese Haltung gibt uns die Kraft, Krankheit und Leiden auszuhalten und zu überwinden. In dieser Fähigkeit, sich mit dem Unvermeidlichen abzufinden und Widerstände überwinden zu können, liegt das Geheimnis körperlichen Wohlbefindens.«

– 9. Kapitel –

Gesundheit ist ein Sozialprodukt

Der britische Philosoph Bertrand Russel hat in seinem Buch
»Die Eroberung des Glücks« behauptet, eine wesentliche
Voraussetzung von Glück sei es, daß sich der Mensch
»nach außen« orientiert, sich für anderes und andere interessiert. Unglück dagegen entstehe durch »Selbstvertiefung«, eine allzu intensive Beschäftigung mit sich selbst.
Solche Selbst-Zentriertheit macht jedoch nicht nur unglücklich, sondern auch krank, wie wir heute wissen. Ein
Beispiel: Das als Hauptursache für Herz-Kreislauf-Erkrankungen verdächtige »Typ A-Verhalten« – vor allem gehetzte, unter Zeit- und Leistungsdruck stehende Menschen
legen es an den Tag – wird offenbar erst dann wirklich zum
Infarkt-Risiko, wenn als »Zutat« eine überdurchschnittliche Ich-Bezogenheit hinzukommt. Bei einer Untersuchung
über Ärger und die körperlichen Reaktionen, die er auslöst,
stellte eine Forschergruppe an der University of Wisconsin
fest, daß die Versuchspersonen, die am heftigsten auf Frustrationen reagierten und deren Blutdruck in die Höhe
schoß, eine überdurchschnittliche »Ich-Beteiligung« (selfinvolvement) aufwiesen. Das äußerte sich darin, daß die
Erregung während eines Gesprächs mit den Forschern immer dann stark zunahm, wenn die Untersuchten die Worte
»ich«, »mein« oder »mir« benutzten. Da alle Teilnehmer an
dieser Untersuchung auch daraufhin überprüft wurden, ob
sie zum Typ A gehörten, lag es nahe, die Tonbandaufnahmen auf »Ich-Beteiligung« nachzuprüfen und die Selbstbezüge auszuzählen. Ergebnis: A-Typen sind hoch »ichbeteiligt«. Vor allem unter Streß nehmen sie immer häufiger auf
sich selbst Bezug, und ihr Blutdruck steigt gleichzeitig
stark an. Dieser Befund wurde bei 150 Männern, die sich
mit Hilfe eines sogenannten Angiogramms auf ihre Infarkt-Gefährdung untersuchen ließen, überprüft. Das Angiogramm ist eine Röntgen-Film-Aufnahme des Herzens und

der Herzkranzgefäße, mit der sich verstopfte Arterien lokalisieren lassen. Auch hier war das Ergebnis eindeutig: Je ausgeprägter die Ich-Bezogenheit bei den Patienten war, desto häufiger wurden stark verengte Arterien diagnostiziert.

Ich-Zentrierte erleiden auch häufiger zweite Infarkte, wie Lynda Powell von der Yale University herausfand. Sie überprüfte 49 physiologische und psychologische Merkmale auf ihre Tauglichkeit, den zweiten Infarkt vorherzusagen. Das stärkste Warnsignal war die hohe emotionale Intensität der untersuchten Patienten während eines strukturierten Interviews mit dem Arzt. Und das zweitstärkste Signal war die Ich-Beteiligung, die nach der Interviewfrage auftauchte: »Wann fühlen Sie sich unsicher?« Es scheint, als ob diese Frage ein plötzliches Schlaglicht auf die besondere psychische Situation der Befragten wirft und das ohnehin um sich selbst kreisende Ich buchstäblich »rotieren« läßt.

Die Ich-Bezogenheit scheint das Bindeglied zu sein, das viele andere Risiko-Faktoren erst zum gefährlichen Verhaltenssyndrom vereint: Ich-Bezogene fühlen sich isoliert und unsicher, sie kompensieren dieses Gefühl mit Verhaltensweisen, die diese Isolation eher noch verstärken – Mißtrauen und Feindseligkeit verhindern, daß sie in positiven Beziehungen zu anderen Zuwendung und Achtung erfahren. Ein Teufelskreis ist entstanden, in dessen Zentrum das mehr und mehr vereinsamende, in sich zurückgezogene und schließlich kranke Ich steht.

Da besonders Herz und Kreislauf durch Ich-Zentriertheit und Isolation in Mitleidenschaft gezogen werden, und da kardiovaskuläre Krankheiten in unserer Gesellschaft inzwischen die meisten Todesopfer fordern, ist die Fixierung der Schulmedizin auf »klassische« Risikofaktoren wie Cholesterin, Übergewicht oder Nikotin geradezu fahrlässig. Dabei gibt es bereits Wege, den »Killer«-Krankheiten auf umfassende und erfolgreiche Art beizukommen:

Der Kardiologe Dean Ornish hat ein Vorbeuge- und Rehabilitationsprogramm für Herzpatienten entwickelt, das auf einer langfristigen Veränderung der Lebensweise basiert. Er konnte zeigen, daß sich die gefährliche Verstopfung der Arterien durch eine »Umkehr« im Verhalten rückgängig machen läßt. Ornish glaubt einen Weg gefunden zu haben, den Teufelskreis aus Ich-Bezogenheit, Isolation und Krankheit aufbrechen zu können. Indem er über Wochen und Monate mit seinen Patienten zusammenlebt und in Gruppen die Veränderung des krankmachenden Lebensstils erarbeitet, gewinnt er tiefen Einblick in die psychischen und sozialen Lebenszusammenhänge gefährdeter Menschen. In diesen Gruppen lernen die Teilnehmer, sich auf eine vernünftige Diät umzustellen, ihren Streß zu bewältigen, das Rauchen aufzugeben, angemessene körperliche Fitneß-Übungen durchzuführen, und so weiter. Der entscheidende Erfolgs-Faktor dieses Programms war jedoch – so sieht es Dean Ornish heute – die gegenseitige Unterstützung und Zuwendung, die sich die Patienten in der Gruppe gaben: »Im Laufe der Zeit erkannte ich, daß es die Gruppenunterstützung selbst war, die einen der mächtigsten Heilfaktoren darstellte. Denn sie veränderte genau das, was ich inzwischen für die fundamentalste Streß-Ursache halte und was uns Herz-Kreislauf- und andere Krankheiten verursacht: sich isoliert fühlen ... Alles, was dieses Gefühl der Isolation vergrößert, verursacht chronischen Streß und führt oft zur Krankheit. Umgekehrt kann alles, was uns echte Intimität und das Gefühl des Verbundenseins gibt, uns im ursprünglichen Wortsinne heilen: uns zusammenbringen, uns ganz machen. Die Fähigkeit, enge Beziehungen zu anderen Menschen einzugehen, wurde lange Zeit als Schlüssel zur emotionalen Gesundheit betrachtet. Ich glaube, daß diese Fähigkeit mindestens ebenso bedeutsam für die Gesundheit unseres Herzens, unseres Körpers ist.«

Neben unserer *biologischen* Konstitution und den *psychischen* Kräften oder Schwächen bei der Abwehr krankmachender Faktoren ist unser *soziales* Leben die dritte entscheidende Komponente der Gesundheit. Unsere Beziehungen zu anderen Menschen, die Gefühle des Verbundenseins, der Einsamkeit oder Isolation – sie hängen so eng mit Wohl und Wehe von Psyche *und* Körper zusammen, daß wir geneigt sind, auch diese »Entdeckung« für eine banale Erkenntnis zu halten. Haben uns nicht die großen Dichter den Schmerz der Einsamkeit und die Wonnen der Liebe, das Glück der Freundschaft in unendlich vielen Romanen und Gedichten beschrieben? Sehen wir nicht in unserem Alltag, wie alte Menschen nach dem Tod ihres Partners vereinsamen, verkümmern und buchstäblich an gebrochenem Herzen sterben? Haben wir nicht oft genug am eigenen Leibe erlebt, wie heilsam Trost und Zuwendung in Stunden der Not sein können? Wie wir aufleben, wenn wir mit anderen zusammen arbeiten, lachen, feiern?

Daß Gesundheit auch ein »Sozialprodukt« ist, haben die Mediziner immer schon geahnt und gewußt, aber wie lebensversichernd positive soziale Beziehungen, wechselseitige Hilfe und Unterstützung sind, ist erst seit den 70er Jahren in wachsendem Maße erforscht und bewiesen worden. Erst seit in großen epidemiologischen Studien auch die Qualität und Quantität der Sozialkontakte zwischen Menschen erfaßt wurde, ließ sich zeigen, wie Einsamkeit und Isolation körperlich krank machen, das Eingebundensein in ein funktionierendes soziales Netz aber in seiner Wirkung auf Gesundheit und Lebensdauer kaum überschätzt werden kann.

Die Regelmäßigkeit, mit der dieser Zusammenhang in großen Studien auftauchte, ließen George L. Engel 1977 ein neues medizinisches Modell, eine neue Betrachtungsweise von Gesundheit und Krankheit fordern: das biopsychosoziale Modell. Es soll die ältere, unvollständige »biomedizinische« Sichtweise ablösen. Was heißt nun »biopsychosozial«? Der Mensch und sein subjektives Erleben stehen im Mittelpunkt eines Geschehens, das sowohl die »mikrokosmischen« als auch die »makrokosmischen« Lebensprozesse umfaßt. Makro-Ereignisse, etwa in der Biosphäre, in größeren Gemeinschaften, in der Familie, beeinflussen die Gesundheit ebenso wie Mikro-Ereignisse im Nervensystem, in den Organen, Geweben und Zellen des Körpers.

Entscheidend ist, wie der einzelne die Vorgänge in Körper und Umwelt erlebt und bewertet. Ein großer Vorteil dieser Betrachtungsweise ist, daß sie biologische, medizinische und psychologische Erkenntnisse vereint und die unsinnige Trennung zwischen den Fachgebieten aufhebt. Die bis dahin regelmäßig ausgeblendete *soziale* Dimension der Gesundheit wird nicht nur in eine Gesamt-Sicht integriert, sie erhält innerhalb dieses Systems sogar eine herausragende Stellung: Neben der Fähigkeit zur Streß-Bewältigung ist die Qualität des sozialen Lebens der wichtigste Gesundheits- und Heilfaktor. Die Erfahrung von Fürsorge, Kontakt, Zugehörigkeit und Zuwendung ist wesentlich für die Abwehr oder Verarbeitung von Streß und Krankheit.

Sicher können uns andere Menschen auch buchstäblich krank machen, sie sind in vielen Fällen sogar die schlimmste Streß-Quelle, die wir uns vorstellen können. Deshalb sind Sozialkontakte auch nicht automatisch und per se schon gesundheitsfördernd. Sie müssen erfüllt sein von einer positiven emotionalen Qualität, von Wärme und Sympathie. Zwar ist es manchmal gut, wenn »einfach jemand da ist«, und oft ist eine soziale »Mindestversorgung« in Form von Informationen, Rat, Gesellschaft oder finanzieller Unterstützung schon hilfreich. Aber erst das Gefühl der Anerkennung, Bestätigung und Zuneigung, das ein Mensch von anderen erhält, vermittelt ihm die Kraft und Lebenslust, die Grundlagen seiner Gesundheit sind.

Der Epidemiologe Leonard A. Sagan sieht den Menschen in ein »soziales Netzwerk der Gesundheit« eingebunden. Je enger und dichter die Fäden in diesem Netzwerk geknüpft sind, desto gesünder kann der einzelne leben. Sagan glaubt, daß diese Netzwerke in den letzten Jahrzehnten und Jahrhunderten eher gewachsen und der Hauptgrund dafür sind, daß wir heute fast 40 Jahre länger leben als die Menschen der prämodernen Zeit. Mit dieser Auffassung weicht er deutlich von den oft geäußerten, pauschalen Urteilen ab, daß der moderne Mensch tendenziell isoliert, entfremdet und vereinsamt lebt. Selbst wenn man Sagan in seiner positiven Beurteilung der Entwicklung nicht zustimmen will, so bleibt doch gültig, daß die *Möglichkeiten* zur Ausbildung sozialer Netzwerke tatsächlich sehr viel häufiger gegeben sind. Im Sinne einer Gesundheitsvorsorge kommt es also darauf an, von diesen Möglichkeiten Gebrauch zu machen, und, um ein Modewort zu gebrauchen, »sich einzubringen«.

Das erste und nächstliegende Netzwerk, in das ein Mensch eingebunden wird, ist die Familie. Ob Familienbande uns stärken und helfen, oder ob sie uns fesseln und niederdrücken – die lebenslangen Erfahrungen mit und in der Familie prägen natürlich auch Persönlichkeit, Weltsicht und Verhalten: Die Familie beeinflußt direkt und indirekt die Gesundheit, indem sie uns ein bestimmtes Gesundheitsbewußtsein mitgibt und »gesunde« oder »riskante« Verhaltensweisen einübt. In vielen Fällen ist sie allerdings nicht mehr »eine Oase gesunden und heilen Lebens, sondern nur zu oft die Quelle von Kränkungen und Kranksein« (Heinrich Schipperges). Nicht ohne Grund hat sich in den letzten Jahrzehnten eine Schule der Psychotherapie, nämlich die Familientherapie herausgebildet, um der großen Bedeutung der familiären Dynamik für Gesundheit und Krankheit gerecht zu werden. Aber welche *positiven* Einflüsse kann die Familie auf die Entwicklung von Lebenskraft, Lebensfreude und Gesundheit haben? Im wesentlichen sind es sechs Mechanismen, die im Familienleben wirksam werden:

1. Die Familie ist der erste Vermittler von Welt-Wissen: In ihr lernen wir, wie die Welt »da draußen« funktioniert, welche Rolle wir darin spielen können, welche Möglichkeiten sie für uns bereithält. Diese Wissens-Vermittlung leisten vorwiegend die Eltern, aber auch sie lernen wichtige Dinge über die Welt durch ihre Kinder, die neue Informationen und Trends »zurückbringen«.
2. Die Familie ist ein »Testgelände«, auf dem Meinungen und Verhaltensweisen erprobt werden können. Der einzelne erhält Rückmeldungen, die ihm Selbsteinschätzungen und Korrektur ermöglichen.
3. Die Familie vermittelt Werte, Einstellungen und Ideolo-

gien. Und sie bildet eine Bezugs- und Kontrollgruppe, wenn wir »draußen« mit anderen Werten und Ideen konfrontiert werden.
4. Die Familie ist die erste Instanz für praktische und konkrete Hilfe: Wo suchen wir zuerst, wenn wir einen Babysitter brauchen, wenn wir uns Geld pumpen wollen?
5. Die Familie ist der Ort, wo wir in Zeiten von Krisen und Krankheiten ausruhen und uns erholen können. Dort können wir mit Pflege, moralischer Unterstützung und Schonung rechnen.
6. Die Familie stabilisiert die Identität: Nach Niederlagen und Konflikten bauen uns Familienangehörige wieder auf, geben uns unser Selbstvertrauen wieder und helfen uns über Verluste und Frustrationen hinweg.

Wenn diese familiären Mechanismen gut funktionieren, sind sie eine mächtige Barriere gegen die Krisen und Probleme des Lebens. Widerstandskraft und innere Stärke sind eine »Mitgift«, die nicht zu überschätzen ist.

»Wenn ich auf unsere Familiengeschichte zurückschaue, da gab es ganz sicher eine ›dunkle Phase‹. Die Kinder waren gerade aus dem Gröbsten heraus, wir hatten nach unserem Umzug hier am neuen Wohnort erste Wurzeln geschlagen, die berufliche Situation meines Mannes war gefestigt. In dieser Situation haben zwei Ereignisse unsere Familie durcheinandergewürfelt. Noch heute höre ich das Telefon klingeln. Mein Mann war auf dem Weg zur Arbeit schwer verunglückt. Und damit begann für uns alle eine mehr als einjährige Lebensetappe des Hoffens und Bangens, des gefühlsmäßigen Auf und Ab und der mühsamen kleinen Fortschritte im Heilungsprozeß meines Mannes. Und dann der zweite Schlag: meine eigene Tumorerkrankung ... Aber trotz aller Belastungen, Ängste und Ungewißheiten: Wir alle, die Kinder eingeschlossen, sind in dieser Zeit sehr eng zueinandergerückt und haben eine Art emotionale Notgemeinschaft gebildet. Was uns – so glaube ich – Kraft gegeben hat, das war das Gefühl, daß wir diese dunkle Zeit gemeinsam durchstehen können, und der feste Glaube, daß wir uns von diesen Krankheitskatastrophen nicht unterkriegen lassen. Heute, mit diesen positiven Erfahrungen ›auf dem Konto‹, sind wir eine vollständige Familie.«

So stellt sich eine Familie dar, deren psychische »Unverwundbarkeit« Norbert Herriger im Rahmen eines Forschungsprojektes untersuchte. Könnte es sein, daß sich die Widerstandskraft gegen Streß und Krankheit nicht nur bei Individuen, sondern auch in einem »sozialen Organismus« finden lassen? Ist diese Widerstandskraft, etwa in der Familie, möglicherweise sogar stärker als die individuelle, weil sie »vernetzt« ist? Wie eine Familie mit Problemen, Schicksalsschlägen und Krisen umgeht, wird von ihrer »Familienkultur« bestimmt. So wie der einzelne die auf ihn einstürmenden Streß-Faktoren wertet, interpretiert und im positiven Falle auch bewältigt, so hilft der gemeinsame Vorrat an Überzeugungen und Bewältigungsstrategien in der Familie, mit solchen Herausforderungen fertig zu werden. Die Familien von 14 turmorerkrankten Frauen wurden im Anschluß an die medizinische Behandlung in der Klinik betreut und beobachtet. Eingeschlossen in diese Untersuchung waren Familien von ehemaligen Patientinnen, die von ihren Ärzten und Psychologen als besonders »widerstandsfähig« eingestuft worden waren. In den Interviews mit den betroffenen Familien kristallisierten sich deutlich vier Merkmale der »Unverwundbarkeit« heraus:
1. Wichtig ist ein gemeinsames Problemverständnis: Die Krise oder die Krankheit eines Familienmitgliedes trifft alle anderen, und alle fühlen sich auch für den Gesundungsprozeß verantwortlich. Die Familie erweist sich als fähig, in der Krise zu wachsen, sich auf eine neue, bedrohliche Situation einzustellen. Diese Flexibilität zeigt sich beispielsweise darin, daß von früherer »Kindzentriertheit« auf eine befristete »Elternzentriertheit« umgeschaltet wird – solange die Mutter krank ist, treten die Bedürfnisse der Kinder in den Hintergrund. Der Alltag mit seinen Aufgaben wird neu organisiert, Hilfen von außerhalb werden mobilisiert (die Großeltern helfen beispielsweise aus). So wird der erkrankte Elternteil

entlastet, quasi »freigestellt«. Und schließlich wird der familiäre Lebensplan neu buchstabiert – was bisher ein zentraler Lebenswert gewesen sein mag, wird stillschweigend umgewertet. Ansprüche an den Partner, an sich selbst oder an die berufliche Laufbahn werden korrigiert.
2. Kraft und Hoffnung schöpft die Familie aus ihrer emotionalen Verbundenheit. Liebe, Vertrauen und Verläßlichkeit helfen besonders dann, wenn sich Gefühle von Angst, Ohnmacht und Wut unvermeidlich für den von der Krankheit Betroffenen bilden. Die Erfahrung, von den anderen nicht vernachlässigt oder aufgegeben zu werden, schafft eine neue Gemeinsamkeit, eine neue Qualität des Familienklimas.
3. Die Familie ist davon überzeugt, daß auch ein so einschneidendes Ereignis wie die Krebserkrankung der Mutter sie nicht »aus der Bahn werfen wird«. Sie ist überzeugt davon, die Krise in eigener Regie erfolgreich bewältigen zu können, mit der Dauerbelastung fertig zu werden – wobei sie auf frühere, erfolgreiche Problembewältigung zurückblicken kann. So entstand ein »optimistischer Zukunftsentwurf der Familie« (Herriger), ein gemeinsamer Glaube an die eigene Stärke, den inneren Zusammenhalt. Positive Erfahrungen von gemeinsam bestandenen Prüfungen in der Familiengeschichte bilden so etwas wie eine »stille Reserve«, auf die dann in neuen Krisen zurückgegriffen werden kann.
4. Familien, die sich von Krisen und Krankheiten nicht unterkriegen lassen, zeichnen sich durch die Bereitschaft aus, mit ihren Problemen »an die Öffentlichkeit« zu gehen und sie nicht nur »in den eigenen vier Wänden« lösen zu wollen. So können sie zusätzliche Hilfen von außen mobilisieren. Sie empfinden keine falsche Scham dafür, daß es ein Problem gibt, und sie müssen deshalb auch keine Fassade errichten, um nach außen den Schein der problemfreien, glücklichen Familie zu wahren.

Wichtige Knoten im sozialen Netz unseres Lebens sind

Freunde. Da sie ebenso wie Familienmitglieder emotionale Unterstützung und praktische Hilfe bieten können, ist ihre Bedeutung für unser psychisches und physisches Wohlergehen fast so wichtig wie die der Familie. In vielen Fällen stehen Freunde einem Menschen sogar näher als die eigene Familie, und ihnen werden oft Dinge anvertraut, über die man selbst »im Schoße der Familie« nicht reden mag. Da es sehr unterschiedliche Formen von Freundschaft gibt, können Freunde auch sehr unterschiedliche Rollen in unserem Leben spielen. Die Psychologin Judith Viorst hat fünf solcher Formen beschrieben:

1. Oberflächliche Freundschaften: Kollegen oder Nachbarn, mit denen man kleine Gefälligkeiten austauscht, öfters spricht, sich aushilft, vielleicht eine Fahrgemeinschaft bildet. Der Umgang miteinander ist freundlich und hilfsbereit, aber nicht intim. Dennoch sollten solche »oberflächlichen« Freundschaften nicht unterschätzt werden in ihrer Bedeutung für unser psychosoziales Wohlbefinden.
2. Freunde für gemeinsame Interessen: Tennispartner, Skatbrüder, Kaffeeklatsch-Freundinnen – die teilen die Freude an gemeinsamen Aktivitäten, aber ohne allzuviel »Tiefgang«.
3. Historische Freunde: Menschen, die uns in der Vergangenheit einen Lebensabschnitt lang begleitet haben, etwa in der Schule, beim Militär oder im Studium, die wir dann aber aus den Augen verloren haben. Trotzdem bleibt der Kontakt aufrechterhalten, und sei es nur durch eine Weihnachtspostkarte oder einen gelegentlichen Telefonanruf. Solche Freundschaften sind deshalb wichtig, weil sie uns mit unserer eigenen Lebensgeschichte verbinden und die Erinnerung daran wachhalten.
4. Freundschaft zwischen den Generationen: Ältere und jüngere Menschen können sehr eng und intim miteinander befreundet sein, wobei diese Beziehung oft ein Mentor-Schüler-Verhältnis ist: Der Jüngere lernt vom Älteren.

5. Enge Freunde: Das ist die »klassische« intime Beziehung zu einem Menschen, den man häufig sehen will, mit dem man viel zusammen unternimmt, dessen Rat und Vertrauen uns wichtig sind.

Wie können uns Freunde gegen den Streß des Lebens, gegen Krankheit schützen? In einer englischen Untersuchung haben Psychiater die Lebensgeschichte depressiver Frauen analysiert, um festzustellen, ob eine Krise oder ein einschneidendes Lebensereignis Auslöser für die depressive Erkrankung gewesen sein könnte. In der Tat stellten sie bei 77 von 85 untersuchten Frauen Lebenskrisen und emotional belastende Erlebnisse fest – Scheidung, Verlust des Arbeitsplatzes, Unfälle und so weiter. Daß diese kritischen Lebensereignisse eine Depression auslösen konnten, führten die Forscher darauf zurück, daß die betroffenen Frauen keine oder nur sehr wenige Möglichkeiten hatten, sich mit Freundinnen, Partnern oder anderen Vertrauten auszusprechen. Es gab in ihrem Leben niemand, mit dem sie über die belastenden Ereignisse hätten vertrauensvoll reden können. Das unterschied diese Frauen von einer Vergleichsgruppe nichtdepressiver Geschlechtsgenossinnen, die eine ähnliche Serie von Schicksalsschlägen, Krisen und Belastungen in ihrem Leben hatten. Diese Frauen jedoch haben ihre Probleme regelmäßig mit intimen Freunden und Freundinnen bereden können. Sie waren eingebunden in ein soziales Netzwerk, das sie ganz offensichtlich vor den gravierenden Konsequenzen der Streß-Erfahrungen schützte.

Viele ähnliche Studien unterstreichen mittlerweile die Bedeutung enger und vertrauensvoller Sozialkontakte für die seelische und körperliche Gesundheit. Dennoch bleibt die Frage nach der Kausalität vorläufig ungeklärt: Warum sind sozial engagierte und in eine Gemeinschaft integrierte Menschen widerstandsfähiger gegen Krankheit und leben länger? Ist es so, daß gesunde Menschen, gerade weil sie so gesund und voller Selbstvertrauen sind, die Gesellschaft anderer suchen und Freundschaften pflegen? Oder ist der intime und freundschaftliche Kontakt ursächlich für die

Gesundheit? Es scheint sehr wahrscheinlich zu sein, daß die Bereitschaft, auf andere zuzugehen, sich in Gesellschaft anderer wohl zu fühlen, ihre Freundschaft zu suchen und zu pflegen, Ausdruck einer übergeordneten psychischen Haltung ist – einer Offenheit dem Leben gegenüber schlechthin.

Soziale Netzwerke, das Eingebundensein in Familie, Freundeskreise, Gemeinschaften ist ein Gesundheitsfaktor erster Ordnung, dessen Bedeutung für Gesundheitsvorsorge und für die Heilung und Rehabilitation von erkrankten Menschen erst allmählich erkannt wird. Immerhin hat eine Kommission der amerikanischen Regierung in einer Bewertung von Studien über soziale Netzwerke und Gesundheit folgendes »Gütesiegel« verliehen:

Positive soziale Kontakte und die Hilfe anderer vermindern nicht nur ganz allgemein die Sterblichkeit, sondern haben sehr konkrete und positive Auswirkungen auf folgende Vorbeugungs- und Heilungsprozesse:
— Sie vermindern Komplikationen in den Schwangerschaften von Frauen, die großen Belastungen ausgesetzt sind.
— Sie beschleunigen Heilungsprozesse nach Operationen.
— Sie beschleunigen die Heilung nach Krankheiten wie Herzinfarkt und Tuberkulose.
— Asthmakranke brauchen weniger medikamentöse Hilfe in Streß-Situationen.
— Sie schützen gegen klinische Depression als Reaktion auf kritische Lebensereignisse.
— Sie vermindern psychische und physiologische Streßreaktionen nach Verlust von Arbeitsplatz oder Lebenspartnern.
— Sie vermindern das Risiko vieler Probleme, die mit dem Altern verbunden sind.
— Sie vermindern die physiologischen Symptome bei Menschen, die unter hohen Belastungen arbeiten.
— Sie lassen Menschen ärztliche Ratschläge besser befolgen und unterstützen gesundheitsbewußtes Verhalten im Alltag.

– 10. Kapitel –

Schweigen macht krank, Reden ist Gold

»*Also ... warum erzählst du mir nicht, was passiert ist?*«
Erst als Freddy diese Worte sagte, wurde Sherman bewußt, daß ... er darauf brannte! Er sehnte sich danach, irgend jemanden alles zu gestehen. Egal wem!
Sherman zögerte von neuem, dann stürzte er sich in die Einzelheiten der Autofahrt in die Bronx ... Diese Erleichterung! Das abscheuliche Gift strömte heraus! Mein Beichtvater!«

Sherman McCoy, Hauptfigur in Tom Wolfes Roman »Fegefeuer der Eitelkeiten«, redet sich nach langem Schweigen die Umstände einer Fahrerflucht bei einem Anwalt von der Seele. Die psychologische Wahrheit in dieser Roman-Passage liegt in dem Wort »Gift«: Innere Konflikte und Probleme, über die wir nicht sprechen können oder wollen, vergiften uns wirklich. Wenn bedrückende, quälende Erfahrungen nicht »rausgelassen«, nicht in Worte gefaßt werden, wenn sie in uns rumoren und unsere psychische Energie auffressen, dann werden wir mit großer Wahrscheinlichkeit körperlich krank. Wie bedeutsam dieses Sich-anvertrauen-Können ist, beweisen die Ergebnisse einer neuen Forschungsrichtung. Der amerikanische Psychologe James Pennebaker hat in einer ganzen Serie von Experimenten die engen Zusammenhänge zwischen Gesundheit und dem Reden über innere Konflikte untersucht. Seine zentrale These: Wer Gedanken unterdrückt und nicht mitteilen kann, geht ein hohes gesundheitliches Risiko ein. Umgekehrt wirkt die Verbalisierung von Problemen und Konflikten befreiend und gesundheitsfördernd.

Daß das Reden über Probleme erleichternd wirken kann, ist gewiß keine neue psychologische Erkenntnis. Die reinigende Kraft von Beichten, Geständnissen und Aussprachen war in allen Kulturen zu allen Zeiten bekannt. Neu ist jedoch, daß belastende Gedanken und Gefühle – wenn wir sie zu lange mit uns herumtragen – nicht nur unsere psychische, sondern auch unsere körperliche Gesundheit ruinieren können.

Viele Konflikte, Kränkungen oder Verluste in unserem Leben wollen wir zunächst »mit uns selbst abmachen«, weil wir sie als peinlich, unmoralisch oder unsozial empfinden oder weil wir Verachtung und Strafe fürchten. Pennebaker zeigt in seinen Untersuchungen, wie sehr unausgesprochene Probleme nicht nur psychische Energie, sondern auch körperliche Kraft kosten. Innere Konflikte »unter Verschluß« zu halten ist Schwerstarbeit. Wenn sie längere Zeit schwelen, schwächen sie langfristig das Immunsystem und machen uns anfällig für eine ganze Reihe von Krankheiten – vom hohen Blutdruck bis hin zum Krebs. Besonders eindrücklich zeigte sich dieser Zusammenhang in einer Studie, die Pennebaker zusammen mit der Zeitschrift »Psychology Today« durchführte: 24 000 Leser und Leserinnen dieser Zeitschrift füllten einen Fragebogen aus, in dem sie Auskunft über ihren Gesundheitszustand, ihre Einstellungen und Lebensgewohnheiten zu Protokoll gaben. Der Fragebogen enthielt auch eine Frage nach sexuellen Traumata in der Kindheit. 22 Prozent der Frauen und 10 Prozent der Männer gaben an, als Kinder oder Jugendliche sexuell belästigt oder mißbraucht worden zu sein. Diese Prozentzahlen entsprechen neuesten Untersuchungen zu diesem Themenkomplex. Der allgemeine Gesundheitszustand dieser Gruppe war deutlich schlechter als der von nichttraumatisierten Befragten. So war beispielsweise die Verweildauer in Krankenhäusern doppelt so hoch. Eine Nachuntersuchung dieser Fragebogenaktion ergab, daß die weitaus meisten Betroffenen bis zu diesem Zeitpunkt nie über die frühen traumatischen Erfahrungen gesprochen hatten! Wie eine unverheilte, ständig schmerzende Wunde wirkte das Erlebnis immer weiter und beeinträchtigte ganz eindeutig die Gesundheit.

Gravierende Lebensereignisse stellen uns vor Probleme, die zu bewältigen wir nicht gelernt haben. Der plötzliche Tod eines Partners beispielsweise kann sehr unterschiedliche Reaktionen beim Hinterbliebenen bewirken: Vermeidung oder Konfrontation. Die Vermeidungsstrategie basiert darauf, sich allzu schnell einzureden, daß »das Leben ja weitergehen muß«, und sich mit Arbeit und anderen Dingen stark abzulenken. Über den Verlust wird möglichst wenig oder gar nicht gesprochen.

Die Konfrontation mit dem Ereignis dagegen ist zunächst schmerzhafter – alle Phasen der Trauer müssen durchlaufen werden, Depression, Wut, Verzweiflung. In zahlreichen Untersuchungen mit Hinterbliebenen zeigte sich, daß die Vermeidungsstrategie große gesundheitliche Risiken in sich birgt – Migräne, Magengeschwüre, Übergewicht sind nur einige der Folgen dieser Art, mit dem Lebenseinschnitt fertig zu werden.

Weshalb können Gedanken und Gefühle, die wir mit uns herumschleppen, aber nicht herauslassen können, uns so zusetzen? Warum können wir sie nicht einfach vergessen oder ignorieren? Und warum hilft es auch nicht, wenn wir uns ablenken – etwa durch Alkohol oder Arbeit? Unerwünschte Gedanken haben eine besonders lästige Eigenschaft: Je mehr wir sie verdrängen oder unterdrücken wollen, desto hartnäckiger tauchen sie wieder auf – bis sie schließlich zur Obsession, zum Zwangsgedanken werden. Das Dilemma unterdrückter Gedanken hat der Psychologe Dan Wegner in einem Buch mit dem Titel »Weiße Bären und andere unerwünschte Gedanken« beschrieben: Versuchen Sie, etwa eine Minute lang nicht an einen weißen Bären zu denken! – Es wird Ihnen wahrscheinlich nicht gelingen, irgendwie drängt sich ein Aspekt dieses Bären immer wieder in Ihre Gedanken. Gerade in dem Denk-Verbot liegt die paradoxe Kraft des »weißen Bären«. Wenn schon dieses harmlose Gedankenexperiment beweist, wie hartnäckig unerwünschte Vorstellungen sind, wieviel schwieriger ist es erst, Themen zu unterdrücken, die uns wirklich berühren?

Was ist zu tun? Wie wird man Gedanken los? Indem wir sie einfach zulassen, sie »zu Ende denken«. In Wegners Worten: »Stop Stopping!« Wehren Sie sich nicht, geben

Sie dem Gedanken Raum! Sexuelle Konflikte, aggressive Wünsche, schmerzhafte Erinnerungen, psychische Verletzungen – sie verschwinden nicht aus unserem Kopf, nur weil wir sie zu unterdrücken versuchen.

Was aber spielt sich in Körper und Psyche ab, wenn jemand bereit ist, unterdrückte Gedanken endlich zuzulassen und sie auszusprechen? Auf welche Weise beeinflußt dieses Aussprechen den Gesundheitszustand? Zum einen verschafft das Reden über traumatische Erfahrungen, über Lebensstreß und über Konflikte eine plötzliche körperliche Erleichterung. Indem das vorher Unaussprechliche ausgesprochen wird, werden auch die damit verbundenen und ebenfalls unterdrückten Gefühle befreit. Oft brechen sich Angst und Wut Bahn, Tränen fließen, aber nach diesem Ausbruch beginnt der Körper sich zu entspannen – eine »Reinigung« oder »Entgiftung« hat stattgefunden. Diese Entgiftung ist jedoch nicht der einzige Effekt des Redens.

Weil das, was vielleicht Monate und Jahre im Kopf rumort hat, endlich in Worte übersetzt wird, kann es auch auf eine ganz neue Art begriffen werden: Plötzlich sind Einsichten in Ursachen und Zusammenhänge möglich, das traumatische Ereignis verliert seinen Schrecken auch deshalb, weil es nun benannt und erklärt werden kann. Und was geschieht in dem Organ, das sich so lange damit abgemüht hat, unerwünschte oder traumatische Gedanken und Gefühle, belastende Erinnerungen in Schach zu halten? Was geschieht im Gehirn, wenn sich ein Mensch etwas von der Seele redet?

Mit Hilfe von Elektroenzephalogrammen (EEG) lassen sich die Aktivitäten und Erregungszustände verschiedener Gehirnareale messen. In den unterschiedlichen Gehirnteilen werden gleichzeitig unterschiedlichste Informationen aus der Umwelt, aus dem eigenen Körper und aus dem Gedächtnis verarbeitet. All diese Informationen müssen koordiniert und integriert werden. Wenn das Gehirn nun als neue, schwierige Aufgabe die Unterdrückung bestimmter Gedanken und Gefühle erhält, ist die Integration aller Informationen kaum noch möglich. Ein Trauma aktiviert lebhafte Erinnerungen, Bilder und Gedanken und absorbiert so einen großen Teil der Kapazität des Gehirns. Diese Überlastung zeigt sich deutlich in der Inkongruenz der Gehirnwellen, die von der rechten und der linken Gehirnhälfte abgeleitet werden. Mit Hilfe des EEGs läßt sich nun zeigen, wie Disharmonie und Inkongruenz in den Gehirnfunktionen sich verändern, wenn jemand über seine Probleme zu spechen beginnt: Nach einer Weile harmonisieren sich die Gehirnwellen aus den unterschiedlichsten Zonen wieder, das Gehirn arbeitet integriert und damit auch wieder effizienter.

Obwohl die Rolle des Zuhörers von großer Bedeutung ist, wenn sich jemand ausspricht, so scheint doch das wichtigste Element in diesem Akt der Selbstbefreiung zu sein, daß die Probleme überhaupt zur Sprache kommen, sie müssen formuliert werden. Damit die befreiende und gesundheitsfördernde Wirkung eintritt, muß nicht einmal ein Zuhörer da sein – belastende Gedanken können auch niedergeschrieben oder auf Band gesprochen werden. Tagebücher und Briefe sind ein Medium, um sich seinen eigenen inneren Konflikten zu stellen: Auch in schriftlicher Form nehmen unsere Probleme Gestalt an, die uns eine Auseinandersetzung ermöglicht. Im Schreiben und Formulieren zwingen wir uns, Worte und Begriffe für das vorher Amorphe,Vage und Gefühlshafte zu finden. Wir bannen die quälenden Bilder der Erinnerung in eine semantische Struktur und machen sie so erst zugänglich für eine rationale Bewältigung.

Probleme wirken psychisch wie unerledigte Aufgaben. Die russische Psychologin Bluma Zeigarnik hat schon vor Jahrzehnten demonstriert, daß wir uns nachhaltig an Aufgaben oder Handlungsabläufe erinnern, die kurz vor ihrem Ende unterbrochen wurden. Abgeschlossene und erledigte Aufgaben dagegen werden mental »abgehakt« und beschäftigen uns nicht weiter. Unsere Gedanken, aber auch unsere Träume kreisen immer wieder um das Unvollendete. Ein Lebensplan läßt sich als eine Reihe von unterschiedlichen Aufgaben darstellen, die Menschen sich gestellt haben: lieben und geliebt werden, beruflichen und finanziellen Erfolg haben, glückliche und gesunde Kinder großziehen, mit sich und anderen in Frieden leben, und so weiter. All diese Aufgaben sind ohnehin schwer genug zu lösen. Um so gravierender sind Störungen und »Unterbrechungen«, die uns daran hindern, diese Ziele oder Teilziele zu erreichen: Lebensereignisse wie die Trennung von einem Partner, beruflicher Mißerfolg, finanzielle Krisen, Krankheiten, Enttäuschungen aller Art.

Nach solchen kritischen Ereignissen müssen Pläne und Ziele neu überdacht und wieder miteinander in Einklang gebracht werden. Das erfordert große psychische Energie. Die Neubestimmung unseres Lebensplanes gelingt aber um so besser, je klarer und organisierter diese kognitive Arbeit abläuft. Hier liegt die große Bedeutung des Aussprechens von Gedanken: Was uns vorher »ungreifbar« durch den Kopf geschossen ist und uns immer wieder quälte und überwältigte, wird im sequentiellen Akt des Sprechens (oder Schreibens) in eine Ordnung gezwungen, die den rasenden und turbulenten Ideen ihre Bedrohlichkeit nimmt.

Ob ein Mensch sich jemand anderem anvertrauen kann, hängt von der Qualität seines sozialen Netzwerkes ab, von der Zahl seiner Freunde, von der emotionalen Nähe seiner Familienmitglieder. Wer einfühlsame, geduldige und verständnisvolle Zuhörer finden kann, vermindert sein Krankheitsrisiko erheblich. Aber es gibt Themen, bei denen sich selbst gute Freunde plötzlich entziehen oder nur mit Platitüden und wohlfeilen Ratschlägen reagieren. Der Tod eines Partners oder Kindes ist ein Thema, das viele Zuhörer überfordert und ihre Hilflosigkeit offenlegt. Aber auch andere Probleme wie Sucht, Vergewaltigung, Selbstmordgedanken, AIDS sind beängstigend für den ungeschulten und unvorbereiteten Zuhörer und lassen den Betroffenen sich wieder in sein Gedanken-Gefängnis zurückziehen. Eine große Hilfe in solchen Situationen können soziale Unterstützungs- oder Selbsthilfegruppen sein, die sich in den letzten Jahren überall und für fast alle Probleme des Lebens gebildet haben.

Eine solche Selbsthilfegruppe gelangte vor kurzem zu weltweiter Berühmtheit in der medizinischen Öffentlichkeit. Die dramatische Wirkung psychosozialer Faktoren in solchen Gruppen zeigte sich in einer Situation, in der es buchstäblich um Leben oder Tod ging. David Spiegel von der Stanford University in Kalifornien hat in einer prospektiven Untersuchung den Krankheitsverlauf bei 86 Patientinnen mit fortgeschrittenem Brustkrebs verfolgt. Im Rahmen seines über zehnjährigen Forschungsprojektes mit dem Titel »Auswirkungen einer psychosozialen Behandlung auf die Überlebensmöglichkeiten von Patientinnen mit metastasierendem Brustkrebs« wollte Spiegel herausfinden, ob auch eine so schwere Erkrankung durch gegenseitige Information und soziale Unterstützung, wie sie in Selbsthilfegruppen möglich ist, beeinflußt werden kann. Von den Patientinnen wurden nach dem Zufallsprinzip 50 einer Behandlungsgruppe zugewiesen, 36 Patientinnen bildeten die Kontrollgruppe. Die Behandlungsgruppe traf sich über ein Jahr hinweg wöchentlich für eineinhalb Stunden zu einer gruppentherapeutischen Sitzung. In diesen Treffen konnten die Patientinnen über ihre Gefühle und Ängste sprechen, sie tauschten ihre Erfahrungen bei der medizinischen Behandlung, etwa über die Nebenwirkungen der Chemotherapie, aus. Außerdem lernten sie, in einem selbsthypnotischen Verfahren ihre Schmerzen zu bekämpfen. Schließlich bot die Gruppe eine Möglichkeit, die durch die Krankheit bedingte Isolation zu durchbrechen und sich gegenseitig zu unterstützen. Spiegel selbst sah einen Hauptsinn der Gruppenarbeit auch darin, die Angst vor dem drohenden Tod dadurch zu »entgiften«, daß in den Gruppen über das Sterben gesprochen wurde.

Während der ersten zwanzig Monate dieser Studie war die durchschnittliche Sterberate in beiden Gruppen gleich. Allerdings litten die Patientinnen der Versuchsgruppe deutlich weniger unter Angst, Depressionen und Schmerzen. Nach diesem Zeitraum jedoch stieg der relative Anteil der Todesfälle in der Kontrollgruppe so dramatisch an, daß die ursprünglich auf 24 Monate angelegte Studie verlängert wurde. Das aufsehenerregende Ergebnis dieses Langzeit-Versuches war nun, daß die Patientinnen, die an einer Selbsthilfegruppe teilnahmen, im Durchschnitt 36,6 Monate überlebten, etwa doppelt so lange wie die Patientinnen in der Kontrollgruppe. Es waren keine spektakulären oder exotischen Maßnahmen, die den Krankheitsverlauf so nachhaltig beeinflußten, sondern allein die sozialen und psychischen Hilfen, wie sie die Gruppe bot. Sich informieren und aussprechen können, Ängste und Hoffnungen mit Schicksalsgefährtinnen zu teilen, von ihnen besucht, unterstützt und ermutigt zu werden – das waren die maßgeblichen Faktoren für die Lebensverlängerung. Diese Studie ist erst ein Anfang der Erforschung psychosozialer Hilfsmöglichkeiten für Menschen mit schweren und chronischen Krankheiten. Sie unterstreicht jedoch, wie sehr Leben und Überleben von sozialen Kontakten abhängen.

– 11. Kapitel –

Der Lohn der guten Tat

Bisher war davon die Rede, wie sehr uns Zuwendung, die Liebe und die Fürsorge anderer helfen können, uns gegen den Streß des Lebens zu wappnen oder unsere Gesundheit wiederzuerlangen. Aber wir sollten nicht nur die dankbaren Empfänger solcher sozialer Unterstützung sein, sondern auch Gebende. In einer Zeit, in der Egoismus, Isolation und Einsamkeit zu den bedrohlichsten Erscheinungen unseres Lebens gehören, macht es Sinn, daran zu erinnern, daß Hilfsbereitschaft keine mühsam antrainierte Tugend ist, sondern Teil unseres biologischen Erbes. Der Psychologe Alfie Kohn hat akribisch all die Belege dafür zusammengetragen, die beweisen, daß wir zwar in hohem Maße zur Selbstsucht und Bosheit fähig sind, daß aber die Bereitschaft, »edel, hilfreich und gut« zu sein, ebenso in uns angelegt ist.

Zwar scheint Egoismus auf dem heimlichen Lehrplan unserer Gesellschaft zu stehen, aber wir können an kleinen Kindern beobachten, wie früh sie schon zu Empathie, zu Mitgefühl und zum Helfen fähig sind. Im Laufe unseres Lebens, unserer Erziehung wird uns diese positive Seite des Menschseins nach und nach ausgetrieben – zumindest teilweise. Glücklicherweise gelingt diese »Umerziehung« nicht bei allen Menschen, sie gelingt nicht einmal bei den schlimmsten Egoisten vollständig. Auch sie können immer noch die Impulse spüren, anderen spontan zu helfen, ganz ohne Berechnung und Gegenleistung. Aber sie werden durch schlechte Erfahrungen, Ängste, durch Lethargie und einige andere Faktoren daran gehindert, diesen Impulsen nachzugeben. Wenn Isolation und Ichzentrierung auf Dauer krank machen, dann liegt der Schluß nahe, daß Altruismus und Hilfsbereitschaft ein wichtiger Baustein unserer Gesundheit sind. Wiederum stellt sich die Frage von Ursache und Wirkung: Menschen, die mit sich und der Welt im reinen sind, helfen mehr als andere. Denn wer sich selbst gut fühlt, tut auch Gutes. So waren in einem kleinen Experiment beispielsweise Passanten eher bereit, einem Menschen in Not zu helfen, wenn sie vorher »zufällig« ein Markstück auf dem Gehweg gefunden hatten. Wenn schon dieses winzige positive Erlebnis die verschüttete Tugend des Helfens wieder zum Vorschein bringen kann, dann ist es um so wahrscheinlicher, daß Menschen, die sich ausgeglichen und zufrieden fühlen, sehr viel häufiger altruistisch sind als unzufriedene, frustrierte oder zynische.

Wieder scheint die gesundheitsfördernde Wirkung in beide Richtungen zu fließen: Wer sich gut fühlt, hilft anderen eher. Und wer anderen hilft, fühlt sich anschließend gut. Seinen Mitmenschen zu helfen und sich um ihr Wohlbefinden zu kümmern ist Teil unserer Natur – ebenso wie die Sorge um das eigene Wohl. Welcher Impuls in welcher Situation dominiert, hängt von vielen Faktoren ab. Aber unser Potential zum Guten, unsere Bereitschaft zu Hilfe, Fürsorge und Altruismus ist größer, als wir selbst oft glauben. Das äußert sich gelegentlich auf sehr indirekte und abstrakte Weise – etwa wenn wir Riesensummen für die Opfer ferner Katastrophen spenden. Der oft zur Schau getragene Zynismus ist dann wie weggewischt, Herzen und Geldbeutel öffnen sich. Im täglichen Umgang mit anderen jedoch wird dieser altruistische Impuls sehr häufig unterdrückt und von der Suche nach kleinen und großen Vorteilen für sich selbst überlagert. Je mehr wir beispielsweise das Konkurrenzprinzip verinnerlicht haben und darauf aus sind, andere zu übertreffen und auszustechen, desto geringer ist die Chance für die positiven Seiten in unserem Verhaltensrepertoire. Dieses oft feindselig eingefärbte Konkurrenzverhalten macht nicht nur krank, es wirkt sich auch dadurch negativ auf unser seelisches und körperliches Wohlbefinden aus, daß es unseren Altruismus unterminiert und uns immer stärker isoliert.

Das Hochgefühl, das beim Helfen entsteht, gleicht in vielem dem »High«, das Sportler oft während einer intensiven Trainingsphase erleben: ein plötzliches Gefühl von Ruhe,

Stärke und Gelassenheit. Diese erstaunliche Wirkung der guten Tat wurde inzwischen durch die systematische Messung von emotionalen und physischen Veränderungen bei Helfern wissenschaftlich dokumentiert: Das »Helper's High« erlebte beispielsweise eine Gruppe von über 1700 Frauen, die regelmäßig karitativ tätig waren. Sie wurden ausführlich über ihre Erfahrungen und Erlebnisse bei dieser Tätigkeit befragt. Die meisten Helferinnen berichteten von eindeutig spürbaren körperlichen Empfindungen, sie erlebten, wie Wärme und Energie sich in ihrem Körper verströmten. Ein Gefühl von Kraft und Hochstimmung breitete sich aus. Der Psychologe Jaak Pankset von der Bowling Green State University ist aufgrund seiner eigenen Altruismus-Experimente davon überzeugt, daß diese positiven Gefühle eine physiologische Ursache haben: Die körpereigenen Endorphine, die Schmerzkiller und Stimmungsmacher in unserem endokrinologischen System, sind ursächlich für die guten Gefühle, die beim intensiven sozialen Kontakt mit anderen entstehen.

Der Harvard-Kardiologe Herbert Benson, der vor allem durch seine Arbeit über die Entspannungsreaktion (*relaxation response*) bekannt geworden ist, beurteilt die physiologische Wirkung altruistischen Verhaltens so: »Seit Jahrtausenden haben Menschen bestimmte Techniken beschrieben, wie man sich selbst vergessen kann, was man bei herabgesetzten Stoffwechselraten, bei vermindertem Blutdruck, Herzschlag und anderen positiven gesundheitlichen Veränderungen erlebt.« Und er kommt zu dem Schluß: »Altruismus hat dieselben Wirkungen wie Yoga, spirituelle Übungen und Meditation.« Die innere Ruhe, das Hochgefühl des Helfers nach seiner guten Tat sind das Gegenteil des Erregungszustandes, den wir unter Streß erleben. Vor allem emotionaler Streß regt die Nebennierenrinde dazu an, ihre Streß-Stoffe, die Corticostereoide auszustoßen. Deren langfristige negative Wirkungen bei der Entstehung von Herzkrankheiten sind bekannt, ebenso erhöhen diese Streßhormone den Blutzucker und senken die Immunfunktionen des Körpers. Altruistisches Verhalten reduziert diesen emotionalen Streß. Der helfende Mensch wird ruhig, gelassen und gelöst. Viele der Frauen der erwähnten Altruismus-Studie gaben zu Protokoll, daß körperliche Schmerzen und Beschwerden, etwa Migräne oder Rückenschmerzen, während des Helfens verschwanden. Aber auch psychische Probleme, beispielsweise depressive Verstimmungen, ließen sich durch die helfenden Aktivitäten deutlich vermindern. Zwar sind die meisten der karitativen Tätigkeiten in dieser Studie anstrengend und fordernd gewesen, aber die Erschöpfung nach dem Engagement für andere glich in der Regel eher der wohligen Müdigkeit nach einem Waldlauf oder einem Tennisspiel.

Gegenüber dem sportlichen »High« hat das altruistische noch einen großen Vorteil: Das Hochgefühl und die positive körperliche Reaktion ist zwar dann am höchsten, wenn man sich für einen anderen helfend einsetzt. Aber – und das ist der entscheidende Unterschied – es wirkt noch lange nach. Das gute Gefühl läßt sich sogar schon durch die Erinnerung an die Hilfe wieder »abrufen«.

Wer sich Zeit nimmt für andere, wer Menschen aktiv hilft, ihnen zuhört, sich in ihre Lage einfühlt und sie bei der Lösung ihrer Probleme unterstützt, tut etwas für sich selbst, nicht zuletzt auch für seine Gesundheit. Helfen ist eine der besten Waffen gegen den Streß im eigenen Leben. Aber: Die Hilfe muß aus eigenem Antrieb, freiwillig geleistet werden. Sonst wirkt dieser Mechanismus nicht. Wer zur Hilfeleistung verpfichtet wird oder wer sich dabei moralisch unter Druck gesetzt fühlt, profitiert nicht vom »Helper's High«. So berichten Menschen, die die Pflege ihrer alten Eltern nicht ganz freiwillig übernommen haben, daß sie sich gesundheitlich eher schlechter fühlen und mehr Streß erleben. Die Psychologen Robert Ornstein und David Sobel schreiben: »Der gesunde Altruismus entspringt der Einsicht, daß wir selbst und unsere Mitmenschen Teil einer Gemeinschaft sind, eines größeren sozialen Körpers. Wenn ein Mensch leidet oder arm ist, dann sind alle betroffen. Es ist das ursprüngliche religiöse Motiv, uns zur Großzügigkeit und Nächstenliebe anzuhalten. Die menschliche Gemeinschaft wird bestärkt, und der Helfer selbst profitiert ... Unser Leben, unsere Gesundheit und unser Schicksal sind mit dem anderer Menschen eng verbunden. Es mag sein, daß die größte Überraschung, die die Evolution für uns bereithält, die ist, daß die höchste Form der Selbst-Bezogenheit die Selbst-Losigkeit ist.«

– 12. Kapitel –

Gesund ist, was Spaß macht

Vergnügungen

Der erste Blick aus dem Fenster am Morgen
Das wiedergefundene alte Buch
Begeisterte Gesichter
Schnee, der Wechsel der Jahreszeiten
Die Zeitung
Der Hund
Die Dialektik
Duschen, Schwimmen
Alte Musik
Bequeme Schuhe
Neue Schuhe
Schreiben, Pflanzen
Reisen
Singen
Freundlich sein
Bertolt Brecht

Bisher ging es in diesem Buch darum, die Augen zu öffnen für übersehene, unterschätzte und vergessene »Gesundmacher« in unserem Leben, deren Einfluß auf unsere Gesundheit in den letzten Jahren und Jahrzehnten immer genauer erforscht wurde. Es sind die eher indirekten, aber um so mächtiger wirksamen Faktoren, die den besten Schutz vor Streß und Krankheit bieten: Hoffnung und Optimismus, Vertrauen in die eigene Fähigkeit, auch mit Problemen und Widrigkeiten fertig zu werden, die selbstvergessene Zuwendung zu anderen – ein Lebensstil also, der weltzugewandt, aktiv und altruistisch orientiert ist. Dieser Lebensstil setzt seelische Kräfte frei, die uns mit den kleinen und großen Nackenschlägen, Zumutungen und Frustrationen des Lebens fertig werden lassen und uns vor Streß und Krankheit schützen.

So gewappnet, ist ein gelassener, unangestrengter Umgang mit Gesundheitsfragen möglich. Indem wir uns sehr viel mehr um unseren Lebensplan, um Lebenssinn und Lebensfreude bemühen, anstatt Gesundheit als ein Mittel zum Zweck zu erniedrigen, entkommen wir dem Paradox, daß wir uns immer kränker und unwohler fühlen, je mehr wir uns den tausend Ge- und Verboten der Gesundheitserzieher unterwerfen. Für unsere Gesundheit sind wir mitverantwortlich, aber dieser Verantwortung werden wir am besten dadurch gerecht, daß wir »ganzheitlich« denken und sehen lernen. Jeder Aspekt unseres Lebens ist für Gesundheit und Wohlbefinden bedeutsam, und nur wir selbst können herausfinden, was uns guttut, welche Möglichkeiten in unserem Leben gegeben sind, um sich gegen Streß, Schmerz und Krankheit zu schützen. Rezepte, wie sie immer wieder von den um unsere Gesundheit besorgten Institutionen ausgegeben werden, helfen uns wenig. Welche Ernährungsweise im Einzelfall die richtige ist, wieviel Fitneßtraining der einzelne Körper verträgt, welche Genußmittel in welchem Maße schädlich sind – das variiert so sehr, daß es unmöglich eine generell gültige Gesundheitsstrategie der Vorbeugung geben kann.

Wenn beispielsweise Sport und Fitneß als unabdingbare Voraussetzung für körperliche Gesundheit propagiert werden, führen die solchen Trimmzwängen eher Abgeneigten gerne das Beispiel von Winston Churchill an: Der dicke, zigarrenrauchende englische Politiker wurde als hochbetagter Mann nach dem Geheimnis seines langen Lebens gefragt und antwortete: »No sports!« Churchill, der unter Depressionen litt und in seinem Leben sehr viele Krisen und Rückschläge erlebte, ist nur ein besonders prominentes Beispiel dafür, daß die Kraft zu einem aktiven, sinnvollen und letztlich auch erfolgreichen Leben nicht aus Diätvorschriften, Trimmübungen oder Enthaltsamkeit geschöpft wird, sondern aus ganz anderen Quellen. Jeder von uns kennt Menschen aus seiner eigenen Umgebung, die der lebende Gegenbeweis zu den besorgten, medizinstatistischen fundierten Ermahnungen zur »gesunden Lebensweise« sind.

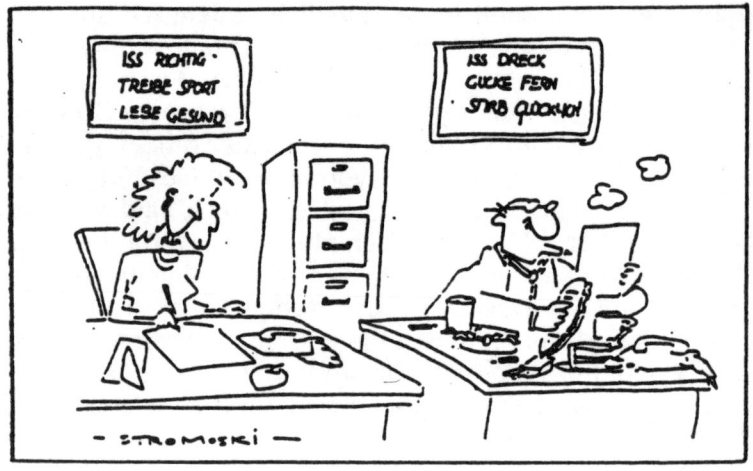

Sie überleben alle Risiko-Tabellen, überleben ihre eigenen, oft »unvernünftigen« Gewohnheiten bei bester Gesundheit, und vor allem bei subjektivem Wohlbefinden. Das Leben macht ihnen Spaß, und mit großer Wahrscheinlichkeit können wir bei ihnen die Persönlichkeitsmerkmale entdecken, von denen wir jetzt wissen, daß sie zwar nicht vor allen Risiken des Lebens schützen können, aber eine hohe Chance bieten, gesund alt zu werden.

Ausgestattet mit Offenheit, Flexibilität und Widerstandskraft, sind gesunde Menschen in der Lage, die von anderen oft übersehenen Quellen für Wohlbefinden und Stärke zu entdecken und für sich zu nutzen. Sie genießen das Leben, gerade weil sie nicht genußsüchtig sind und immer neue Stimulationen und Kicks brauchen, sondern weil sie gelassen und aufmerksam all die Dinge wahrnehmen, die das Leben in ungeahnter Fülle bereit hält. Auf den folgenden Seiten geht es um solche »gesunden Genüsse«, um die vielen, oft unspektakulären und unterschätzten Freuden, die unseren Alltag bereichern können.

Genießen können als Lebenskunst – aber auch als ein »Puffer« gegen Streß, Krankheit und »anhedonische« Ereignisse: Die Genußfähigkeit ist Teil unserer biologischen Ausstattung. Die Evolution hat alle Verhaltensweisen und Sinnesempfindungen des Menschen, die seiner Existenz dienlich sind, mit Lustempfindungen gekoppelt. Unser Nervensystem »belohnt« das Richtige und Gesunde. Alle lebenswichtigen Aktivitäten der Spezies Mensch sind in vielfacher Weise verbunden mit Lust, Freude, Vergnügen. Über die unmittelbare Belohnung hinaus und jenseits des »Lustgewinns« garantierte dieses biologische Programm unser Überleben als Art, und es festigt die Gesundheit des einzelnen. Der Zusammenhang von Leben, Überleben und Lebensgenuß ist im Laufe der Menschheitsgeschichte immer häufiger mißverstanden, entstellt und zerstört worden. Der große Philosoph des Genießens, Epikur, wird von Ludwig Marcuse als »besiegtester Denker aller Zeiten« bezeichnet. Epikurs Verherrlichung der Sinneslust, die große Tradition seiner Genuß- und Lebensphilosophie ist zur Karikatur verkommen – sie wird oft nur noch als primitive Genußsucht und als Philosophie des Egoismus kolportiert; und immer wieder stieß die Lehre der Genuß-Maximierung auf die erbitterte Feindschaft aller Ideologien und Idealismen, die den Menschen um irgendwelcher »höheren« Ziele willen den Verzicht auf Genuß vorschrieben.

Epikur schrieb: »Wir streben nicht nach jeder Freude, sondern übergehen bisweilen viele, wenn uns von ihnen nur ein desto größeres Unbehagen droht. Ja, viele Schmerzen bewerten wir sogar als Freuden, nämlich dann, wenn auf eine längere Schmerzenszeit eine umso größere Freude folgt. So ist zwar jede Freude, weil sie an sich etwas Annehmliches ist, ein Gut, aber nicht jede erstrebenswert. Wie der Schmerz wohl ein Übel ist, aber darum doch nicht unbedingt vermieden werden muß.« Was wir also genießen und was wir meiden sollen, darüber entscheidet letztlich die Vernunft. Ohne Vernunft und Maß wird dann tatsächlich aus dem Epikureer, dem

Lebenskünstler, ein »dickwanstiger Bourgeois«, aus dem Gourmet wird ein Gourmand, aus dem Feinschmecker ein Vielfraß.

Wenn wir dem Schriftsteller und Soziologen Wolfgang Pohrt glauben wollen, dann ist die Pervertierung des Genießenkönnens als Lebenskunst in diesem Lande besonders weit fortgeschritten. Pohrt beobachtete bei vielen Deutschen eine bemerkenswerte Lieblosigkeit und Beziehungslosigkeit zu Personen und Sachen. Alles, was eigentlich Quelle für Genuß und Freude sein könnte, wird zwar angestrebt, um es zu besitzen. Aber dem Genuß steht dann die »Unfähigkeit, den eigenen Besitz zu mögen und zu nutzen« im Wege. »Die grundsätzliche Unfähigkeit des Deutschen, irgendwelche gesellschaftlichen Formen zu akzeptieren, führt dazu, daß er unter Genußunfähigkeit leidet, und er leidet noch mehr, wenn er sich per Kraftakt über die Deformation hinwegsetzen will. Übertrieben vielleicht, aber nicht ganz falsch ist deshalb das Klischee vom Deutschen, der im Urlaub oder an Fest- und Feiertagen besonders aggressiv und unglücklich ist und am zufriedensten und verträglichsten dann, wenn eine geregelte Arbeit ihm die Qual erspart, sich amüsieren zu müssen. Dem Puritanismus, den kein Glaube versöhnt, der Verzicht auf irdische Genüsse werde durch himmlische Freuden belohnt, entspricht ein Hang zum Orgiastischen, worunter die freudlose Ausschweifung verstanden wird, der Exzeß, der wieder nicht glücklich macht ... Beim sich selbst als lustorientiert mißverstehenden bundesdeutschen Mittelstand fühlt man sich an das Verhalten verzogener Kinder erinnert, die sich den Teller vollschaufeln, obwohl sie schon an den Bissen im Mund fast ersticken. Der Zweck solchen Verhaltens besteht gerade darin, die eigene Genußunfähigkeit als eine Deformation der Person vergessen zu machen.« Zu all den Streßbelastungen und krankmachenden Umweltfaktoren käme also ein weiteres, gravierendes, aber wohl noch unterschätztes Gesundheitsrisiko dazu: Genußunfähigkeit, die sich entweder in unfrohem Puritanismus oder in lärmender Genußsucht präsentiert.

Genießen können ist für viele offensichtlich gar nicht mehr so einfach. Da ihnen die vielen »selbstverständlichen« Genüsse abhanden gekommen sind, sie sich den Blick dafür verstellt haben oder sich durch ihre Lebensweise selbst daran hindern, Freude empfinden zu können, brauchen sie immer häufiger die Hilfe von Genuß-Experten wie Freßpäpsten und Animateuren. Auch Psychotherapeuten beschäftigen sich immer häufiger mit der »Anhedonie«, der Unfähigkeit, sich freuen zu können. Anhedonie ist der zentrale Bestandteil des depressiven Syndroms, aber auch vieler anderer psychischer Störungen.

Das richtige Genießen ist schwierig geworden in einer Umwelt, die uns einerseits ständig mit Genuß- und Konsumangeboten überschüttet – die Werbung beispielsweise ist ein Mikrokosmos, in dem es offenbar nur Genießer gibt –, andererseits aber zu Verzicht, Selbstkontrolle und Disziplin anhält, nicht zuletzt um unserer Gesundheit willen. Wir haben das rechte Maß verloren – Konsumimperativ und Genußsucht auf der einen, Gesundheitsterror auf der anderen Seite. Wir sind in weiten Teilen zu Gefangenen eines zutiefst lustfeindlichen und damit ungesunden Lebensstils geworden.

Um unserer Gesundheit und unseren Lebensglückes willen müssen wir eine Lebens- und Arbeitsweise wiederentdecken, in der genug Raum ist für die großen und kleinen Freuden des Lebens. In unserer Gesellschaft gelten beispielsweise das Mittagsschläfchen, Schmusen, Spazierengehen, das Betrachten von Sonnenuntergängen oder das Rumtollen mit Kindern oder Tieren als »unproduktiv«, als Verschwendung von Zeit, in der man vermeintlich etwas »Besseres« erledigen kann. Zwar erlauben wir uns hin und wieder solche kleinen Freuden, aber meist mit schlechtem Gewissen und dem Gefühl, eigentlich etwas Wichtigeres tun zu müssen. Zum bewußten Genießen bleibt uns ja die dafür ausgewiesene und klar definierte »Freizeit«. Wenn wir uns dann Zeit und Muße nehmen, um zu genießen, müssen wir oft feststellen, daß wir es gar nicht mehr können. Der Rhythmus des »anderen« Lebens hat uns zu sehr deformiert, wir sind zu zappelig oder zu lethargisch geworden für viele Genüsse.

Die Freizeitgesellschaft füllt freie Zeit immer häufiger mit hektischer Betriebsamkeit. Genuß ist verkommen zum schnellen Konsum verschiedener Reizangebote, und der Lustgewinn, der uns damit geboten wird, besteht oft in vielen kurzen *thrills*, die letztlich einen faden Geschmack hinterlassen.

Unsere Arbeitsethik hat maßgeblich dazu beigetragen, daß das Lustprinzip verdrängt wurde von Anstrengung, Müdigkeit und Langeweile. Arbeit und »Vergnügen« sind immer noch streng getrennte Sphären. In früheren Zeiten hat die Religion ein übriges dazugetan, sie hat einen Großteil der Freuden und Vergnügungen, vor allem der sinnlichen Art, verteufelt. Zwar sind Körper- und Lustfeindlichkeit der Religion heute nicht mehr besonders einflußreich. Eine neue Instanz, die Wissenschaft, fühlt sich nun zuständig, wenn es um die Richtlinien des »richtigen Lebens« geht. Es sind heute die Wissenschaftler, nicht mehr die Theologen, die uns Schuldgefühle machen und die Gefahren der Genüsse ausmalen. Im Prinzip ist alles, was uns Spaß machen könnte, gefährlich oder gesundheitsschädlich. Mediziner und Psychologen haben uns die verheerende Wirkung von Streß vor Augen gehalten, aber dabei in der Regel unterschlagen, daß es auch einen »guten« Streß gibt. Gestützt auf das Streß-Konzept von Hans Selye, den Entdecker des Streßsyndroms, haben Geoffrey Edwards und Cary L. Cooper den »Eustreß« definiert als positiven Streß, der uns beflügelt und stärkt. Eustreß entsteht, wenn eine »positive Abweichung zwischen einem wahrgenommenen und einem gewünschten Lebensumstand« gibt: Wer beispielsweise seine eigenen Erwartungen übertrifft, eine angenehme Überraschung erlebt oder sonst freudig erregt ist, erlebt den »angenehmen, heilsamen Streß der Erfüllung«. Eustreß erleben wir, wenn uns eine knifflige Arbeit besonders gut gelungen ist und wir dafür Anerkennung ernten. Eustreß – das ist überraschender, aber erfreulicher Besuch, das ist der aufregende Flirt, das wiedergefundene Buch. Alles, was uns aus der Routine des Alltags in eine »positive Zone« reißt, läßt Körper und Psyche positiv reagieren. So werden in solchen Situationen Hormone wie Testosteron, Insulin, Adrenalin und andere vermehrt ausgeschüttet, und wir fühlen uns gut und glücklich. Je häufiger solche Ergebnisse auftauchen, desto nachhaltiger ist die gesundheitsfördernde Wirkung dieser körperlichen Reaktionen.

Aber nicht nur die direkten Auswirkungen sind es, die den »guten Streß« so wichtig für unser Wohlbefinden machen. Freude, Lust und Vergnügen helfen uns auch dabei, mit Problemen besser fertig zu werden, denn sie wirken wie schöne Inseln im Strom der Alltagsroutine. Auf ihnen können wir uns ausruhen und neue Kraft schöpfen. Eustreß hilft uns beispielsweise, ein angeschlagenes Selbstwertgefühl wieder aufzurichten und Niederlagen zu verdauen. Eustreß relativiert die vielen, unvermeidlichen negativen Erlebnisse und befähigt uns so, mit Schwierigkeiten besser fertig zu werden. Schließlich entsteht eine Wechselwirkung: Die positiven Erfahrungen, die durch lustbetonte Erlebnisse entstehen, machen uns lebenstüchtiger, und der Erfolg dieser Tüchtigkeit wirkt zurück – die erlebte Selbstwirksamkeit wird immer stärker.

Positive, lustbetonte Erlebnisse im Alltag sind also nicht nur »an sich« wertvoll, sie tragen viel zu unserer Gesunderhaltung bei. Wichtig ist, daß wir solche Quellen für Lebensglück und Gesundheit nicht nur besser erkennen und nutzen lernen, wenn wir auf sie treffen. Wir können sie uns auch selbst schaffen. Wir selbst sollten uns sehr viel häufiger Gutes tun, uns verwöhnen, uns für Anstrengungen belohnen und bei Frustrationen trösten. In die Alltagsroutine können ohne großen Aufwand »Streicheleinheiten« für Körper und Seele eingebaut werden. Das fällt um so leichter, wenn die oft übertriebene Vorsicht und Ängstlichkeit gegenüber vielen Genüssen über Bord geworfen wird. Im Namen der Gesundheit, so haben wir gelernt, sollten wir auf viele Dinge verzichten oder sie drastisch einschränken: Kalorien, Salz, cholesterinhaltige Nahrungsmittel, Fett, Alkohol und so weiter. Der nur halb scherzhaft gemeinte Satz »Alles, was Spaß macht, ist entweder unmoralisch oder macht dick« ist zum geheimen Gesundheitsvorsorgeprogramm geworden. Dabei zeigt sich immer wieder neu, daß viele der Gefahren, die uns die medizinischen Vor- und Fürsorger an die Wand malen, bei weitem nicht so groß sind, wie ursprünglich behauptet wurde. Immer wieder kann man es erleben, wie die neuesten Forschungsergebnisse von gestern relativiert oder für ungültig erklärt werden und die mit einst großer Sicherheit vorgetragenen Forschungsresultate – etwa über Cholesterin, Salz, Alkohol – wieder zurückgenommen oder korrigiert werden.

Die Rehabilitierung des Genusses ist ein wichtiges Element des »neuen Denkens« in Medizin und Gesundheitspsychologie. Eine »Physiologie des Glücks« tritt allmählich an die Stelle der alten Sichtweise, die auf ängstliche Vorbeugung und leidensorientierte »Reparatur« orientiert ist. Das menschliche Lustzentrum, lokalisiert im limbischen System des Gehirns, spielt für die Gesundheit eine herausragende Rolle. Es kann auf zwei Arten aktiviert werden: zum einen durch Sinneseindrücke, also durch die Empfindungen unserer Sinnesorgane; das Streicheln der Haut, ein gut gefüllter Magen, der Anblick eines lächelnden Kindes, der Duft von gebratenen Äpfeln. Aber auch auf mentalem Wege wird dieses Lustsystem aktiviert. Optimismus, Zufriedenheit, Hoffnung und andere positive mentale Zustände beeinflussen über dieses System unsere Gesundheit.

Gesunde Genüsse – das bedeutet also auch: zurück zur Natur, zu unserer eigenen, inneren. Wir müssen den biologischen Zusammenhang zwischen Lust und Gesundheit neu entdecken und nutzbar machen. Erst dann können wir uns wirklich emanzipieren von den Bevormundungen der Gesundheitsideologen und den Verführungen durch die »Genußmittel«-Branche. Im Zusammenspiel kurzfristiger, freudvoller Sinneseindrücke und längerfristiger positiver Lebenseinstellungen entsteht jener Elan, jene Lebenskraft, die uns Zufriedenheit, Glück und Gesundheit zwar nicht garantieren, aber doch wahrscheinlicher machen. Der Duft eines Parfüms und das Hören einer Lieblingsmelodie gehören ebenso zu diesen Gesundheits-Bausteinen wie die Überzeugung, daß das Leben nicht sinnlos ist und seine Probleme bewältigt werden können.

Dieses Zusammenwirken der »kleinen Freuden« und der »großen Lebenslust« formuliert eine Gestalt in Thomas Manns »Wälsungenblut«: »Wenn Sie Ihr Leben genießen wollen, wahrhaft genießen, bewußt, künstlerisch, so trachten Sie, sich niemals an die neuen Umstände zu gewöhnen. Gewöhnung ist der Tod. Sie ist der Stumpfsinn. Leben Sie sich nicht ein, lassen Sie sich nichts selbstverständlich werden, bewahren Sie sich einen Kindergeschmack für die Süßigkeiten des Wohlstandes. Sehen Sie ... ich bin nun seit manchem Jahr in der Lage, mir einige Annehmlichkeiten des Lebens zu gönnen ... und doch versichere ich Sie, daß ich noch heute jeden Morgen, den Gott werden läßt, beim Erwachen ein wenig Herzklopfen habe, weil meine Bettdecke aus Seide ist.«

Es muß nicht immer Seide, nicht immer Kaviar sein. Gesunde Genüsse finden sich in den vielen der einfachen, sinnlichen Empfindungen des Alltags. Auf den folgenden Seiten werden einige der Genuß-Möglichkeiten aus dem Universum der Genüsse herausgehoben. Diese Darstellung ist alles andere als vollständig, aber die Beispiele illustrieren, auf welche besondere Weise Genüsse unsere Gesundheit fördern können. Einige dieser Beispiele beziehen sich auf »legitime« Genüsse, die nur einfach zu wenig beachtet und genutzt werden. Andere sind »verboten« oder zumindest heftig umstritten in ihrer »schädlichen« Wirkung auf die Gesundheit. Es ist jedoch wenig sinnvoll, solche Quellen des Genusses isoliert zu bewerten, jede Genußmöglichkeit muß im individuellen Lebenszusammenhang eines Menschen gesehen werden. Nur in einer Symphonie der Genüsse kommt das einzelne Instrument zur Entfaltung.

Hautkontakt und Berührung

Schon als Kinder erfahren wir die Wohltat der mütterlichen Berührung, des Streichelns und Schmusens. In unserer Zivilisation jedoch ist eine »Rühr-mich-nicht-an-Epidemie« am Werk, wie das British Medical Journal feststellte: »Nüchternheit, Introversion, Frigidität, Feindseligkeit, einsamer Sex (sprich: Masturbation), Fernsehen statt Gespräche« seien nur allzuhäufige Folgen dieser taktilen Verarmung vieler Menschen. Sie sind Opfer der Legende, daß allzuviel Schmusen und Streicheln die Kinder verwöhne und verzärtele, und sie »sparen« ihre Zärtlichkeit auf für die wenigen intimen Begegnungen mit Liebespartnern. Psychologen wie René Spitz und John Bowlby haben schon vor Jahrzehnten nachgewiesen, daß Kinder seelisch und körperlich verkümmern, wenn sie gar nicht oder nur sehr selten berührt werden. Es hat sich eine Körper- und Berührungsfeindlichkeit bis heute in erschreckendem Maße halten können. Inzwischen verändert sich diese Haltung allmählich. Man weiß beispielsweise, daß frühgeborene Babys sehr häufig berührt werden müssen, damit sie schneller wachsen und Gewicht zulegen. In einer Untersuchung wurden Frühgeburten dreimal am Tag 15 Minuten lang massiert – worauf ihr Entwicklungstempo bedeutend über dem von nicht gestreichelten Schicksalsgenossen lag. Ein weiteres Beispiel: Wenn das Pflegepersonal in Krankenhäusern Patienten öfters berührt, so stabilisieren sich Kreislauf und Blutdruck wesentlich schneller, als wenn die Krankenschwestern »auf Distanz« bleiben.

Der Tastsinn ist der älteste der fünf Sinne. Wir sprechen häufig davon, daß uns etwas »berührt«. Aber nur zu selten meinen wir damit die körperliche, wohltuende, tröstende oder liebkosende Berührung. Die Distanz zwischen den Menschen läßt sich auch daran ablesen, wie selten oder häufig sie sich berühren. Darin unterscheiden sich beispielsweise mediterrane und nördliche Kulturen erheblich. Die Verklemmtheit und Prüderie in unseren

Breiten verbaut uns eine Quelle der psychischen und physischen Gesundheit.

Wärme und Licht

Die meisten Menschen, nicht nur manche, mögen es heiß. Sauna, heiße Bäder, Dampfbäder und Solarien erfreuen sich in den letzten Jahren wachsender Beliebtheit. Wir sind entwicklungsgeschichtlich eher auf Wärme als auf Kälte orientiert, und Bäder und Saunen sind nicht nur sinnliche Vergnügungen, sie fördern auch die Produktion von Serotonin, einem Hormon, das Entspannung und Schlaf positiv beeinflußt.

Ebenso wie Wärme schätzen wir das Licht: Wir sind biologisch nicht darauf programmiert, die meiste Zeit unseres Lebens in Dunkelheit oder bei künstlichem Licht zu verbringen. Der Zusammenhang zwischen grauem Himmel und trüber Laune ist allzu offensichtlich für die meisten Bewohner der nördlichen Halbkugel. In den letzten Jahren wurden die Symptome dieser »dunklen« Lebensbedingungen – deutlicher Energieabfall, Unlust, Müdigkeit und Depression – als »Seasonal Affective Disorder« beschrieben, also einer saisonbedingten Gemütsstörung, die vor allem auf den Mangel an Sonnenlicht während der Wintermonate zurückzuführen ist.

Schlaf

Unser Tag ist in der Regel säuberlich eingeteilt in drei große Abschnitte: Arbeit, Freizeit, Schlaf. Die meisten Menschen glauben, daß eine lange Schlafperiode dem natürlichen Schlafbedürfnis Genüge tut und der Gesundheit förderlich ist. Aber auch diese Gewißheit ist inzwischen wissenschaftlich erschüttert worden: Das kleine Nickerchen zwischendurch entspricht unserer Natur viel eher, wir regenerieren uns sehr viel schneller und werden leistungsfähiger, wenn wir mehrere kleine »Portionen« Schlaf über den Tag verteilt haben können. Vor allem das Schläfchen um die Mittagszeit scheint biologisch programmiert zu sein, und wer eine Siesta machen kann, sollte dies tun. Selbst 20 Minuten dieses Mittagsschlafes haben eine erhebliche gesundheitliche Wirkung.

Die Schlafdauer eines Menschen ist insgesamt ein guter Indikator für eine ganze Reihe von Erkrankungsrisiken. Je kürzer diese Schlafdauer ist, desto höher das Risiko, an Herzkrankheiten oder Krebs zu erkranken. In einer griechischen Studie, in der Herzinfarktpatienten mit an anderen Krankheiten leidenden Patienten verglichen wurden, konnte eine eindeutige positive Wirkung des Nachmittagsschlafes nachgewiesen werden: eine halbe Stunde Nachmittagsschlaf vermindert das Risiko eines Herzinfarktes um 30 Prozent, und bei einer Stunde Schlaf sinkt es sogar um 50 Prozent. Diese und andere Befunde sind ein eindeutiges Plädoyer dafür, sich öfter mal auf dem Sofa auszustrecken oder sich sonst ein Plätzchen für ein Nickerchen zu suchen.

Sexualität

Guter Sex ist wie eine gute Medizin: Der Körper entspannt sich, der Schlaf ist besser, Schmerzen lassen sich lindern, vom psychischen Wohlbefinden ganz zu schweigen. Eine Untersuchung bei Migränepatienten zeigte, daß diese von einer deutlichen Schmerzlinderung berichteten, nachdem sie einen Orgasmus hatten. Je stärker der Orgasmus, desto geringer der Kopfschmerz. Dem oft gebrauchten Spruch: »Nicht heute, ich habe Kopfschmerzen« kann also in Zukunft mit medizinischen Argumenten begegnet werden.

In unserem Zeitbudget konkurrieren Arbeit und andere Interessen miteinander. Wenn uns also wenig Zeit und Energie bleibt, wenn wir nach dem Streß der Arbeit und den Belastungen durch andere Aufgaben entscheiden müssen, wie wir die restliche Zeit verwenden, dann ist die

Sexualität oft das erste Opfer. Allzuoft trösten sich Menschen in solchen Phasen, in denen sie müde oder zu gestreßt sind, mit dem Gedanken: Dafür ist später noch Zeit! Dieser Gedanke ist falsch. Sexualität kann verkümmern, und es gibt keinen Ersatz für körperliche Liebe und Zärtlichkeit. Deshalb sollte ihr Zeit auch dann eingeräumt werden, wenn es anscheinend wichtigere Dinge zu erledigen gibt.

Natur erleben

Auch unser ästhetisches Empfinden, die Freude am Schönen in unserer Umwelt beeinflußt die Gesundheit. Umgekehrt läßt sich feststellen, daß häßliche, zersiedelte Landschaften und triste Betonschluchten aufs Gemüt schlagen. Durch die Messung von Alpha-Gehirnwellen ließ sich ermitteln, auf welche Umgebung Menschen am positivsten reagieren. Es waren parkähnliche Landschaften mit Flüssen und Seen, Baumgruppen und Wiesen. Bei bettlägerigen Patienten wurden die Auswirkungen von Bildern, die in den Krankenzimmern hingen, erfaßt. Je mehr sich die auf den Bildern gezeigten Landschaften der »Ideallandschaft« annäherten, desto schneller der Heilungsprozeß. Wahrscheinlich ist diese Vorliebe für parkähnliche Landschaften ein Erbe unserer Evolution. Denn kulturübergreifend lieben die Menschen solche Misch-Landschaften, die in ihrem Aufbau den Savannen Ostafrikas ähneln – der Wiege der Menschheit.

Häufige Aufenthalte in schöner Natur haben deutliche Auswirkungen auf unser körperliches Wohlbefinden, auf Entspannung und psychisches Wohlbefinden. Dagegen ist unser Arbeitsleben, aber auch die Freizeit immer stärker auf Monotonie oder aber auf schnelle hektische Wechsel programmiert. Das zeigt sich beispielsweise an der »sinnlichen Erfahrung« beim Fernsehen. Schnelle Schnitte, dramatische Bilder, alles ist so konstruiert, damit ja keine Langeweile beim Zuschauer aufkommt. Auf Berggipfeln, an einem Waldrand oder am Ufer eines Sees jedoch gibt es keine Fernbedienung. Das Bild bleibt gleich, es beruhigt uns, wir versinken allmählich in die Betrachtung, mit positiven Folgen für unsere Gesundheit.

Musik

Wie kaum eine andere sinnliche Erfahrung beeinflußt Musik unsere Stimmungen. Ob Bach, Jazz oder Pop, ob Rock oder Volksmusik, sie kann uns in höchstem Maße erschüttern, beruhigen, motivieren oder stimulieren. Dabei scheint das Tempo der entscheidende Faktor für die Wirkung von Musik zu sein: Unser Herzschlag liegt im Durchschnitt bei 70 bis 80 Schlägen pro Minute, und der Großteil der westlichen Musik ist in diesem Tempo geschrieben. Untersuchungen zeigen, wie sich unser Puls mit der Musik synchronisiert, aber auch, wie Musik die Gehirnrhythmen, Magenkontraktionen oder die Ausschüttung von Streßhormonen beeinflußt. Jeder Mensch kann für sich selbst herausfinden, welche Musik ihn beruhigt, welche ihn stimuliert, welche ihn von trüben Gedanken ablenkt oder aber zum Arbeiten oder Lieben beflügelt.

Alkohol

Zwar stoßen wir mit Alkohol auf unsere Gesundheit an, aber das medizinische Bild ist düster: Alkohol schädigt die Leber, schwächt die Immunreaktion, ist ein Hauptrisikofaktor für Herzkrankheiten, tötet Gehirnzellen. Alkohol macht außerdem auf Dauer impotent, ist eine der Hauptursachen für die steigende Zahl von Verkehrsunfällen und familiären Streitigkeiten. Trinkende Mütter gefährden ihre ungeborenen Kinder. Die Liste der negativen Konsequenzen des Alkoholkonsums könnte noch fortgesetzt werden. Problematisch scheint vor allem auch zu sein, daß Deutschland ein Land mit einer »gestörten Trinkkultur« ist – im

Unterschied etwa zu »Abstinenzkulturen« (wie in der arabischen Welt) oder »Trinkkulturen«, in denen verbindliche Regeln für den Umgang mit Alkohol gelten (Italien, Spanien, Frankreich), gibt es bei uns keine kulturell definierten Grenzen zwischen normalem und unnormalem Alkoholkonsum.

Und doch gilt auch für Alkohol, daß nicht »in den Dingen das Böse liegt, sondern im unrechten Gebrauch« (Augustinus). Es kommt also vor allem darauf an, Alkohol vom Konsum- wieder zum Genußmittel zu machen. In kleinen, vernünftigen Mengen genossen, kann Alkohol durchaus positive Wirkungen für die Gesundheit haben. Das vernünftige »Maß« heißt: maximal drei Gläser Wein oder einen Liter Bier pro Tag. Dabei scheint Wein gegenüber Bier relativ gesünder zu sein – in Gegenden, in denen vorwiegend Wein getrunken wird, ist die Zahl der Herzinfarkte deutlich geringer, und Frauen, die Wein trinken, erleiden weniger Herzanfälle als Frauen, die Bier oder »harte« Getränke zu sich nehmen.

Als negative Nebenwirkung des Alkohols gilt auch, daß er dick macht, weil er das Funktionieren der Leber behindert. Bei Weintrinkern wurde jedoch nun beobachtet, daß mäßiger Genuß eher zum Abnehmen führt – nämlich dann, wenn der Wein zu den Mahlzeiten getrunken wird. Weintrinker essen dann erheblich weniger als andere.

Wer den Alkohol also genießen kann, ihn nicht als Betäubungsdroge benutzt oder sich gedankenlos »vollschüttet«, für den kann er zum »Menschenfreund« werden, als den ihn etwa Max von Pettenkofer sah: »Die Genußmittel sind wahre Menschenfreunde, sie helfen unserem Organismus über mancherlei Schwierigkeiten hinweg. Ich möchte sie mit der Anwendung der richtigen Schmiere bei Bewegungsmaschinen vergleichen, welche zwar nicht die Dampfkraft ersetzen und entbehrlich machen kann, aber zu einer viel leichteren und regelmäßigeren Wirksamkeit verhilft und außerdem der Abnützung der Maschine ganz wesentlich vorbeugt. Um letzteres tun zu können, ist bei der Wahl der Schmiermittel eine Bedingung unerläßlich:

sie dürfen die Maschinenteile nicht angreifen, sie müssen unschädlich sein.«

Düfte

Der Geruchssinn ist der am meisten unterschätzte der fünf Sinne. In der menschlichen Evolution wurden Sehen und Hören – die Entfernungssinne – immer wichtiger, wenn es darum ging, Informationen über die Umwelt zu sammeln. Dennoch bleibt der Geruchssinn lebenswichtig, auch wenn wir ihn allgemein geringschätzen. Er hat oft unbewußten und starken Einfluß auf unsere Stimmungen und Erinnerungen. Jeder Mensch hat schon einmal erlebt, wie ein ganz bestimmter Geruch in ihm einen ganzen Film von Erinnerungen auslösen kann, Erinnerungen, die durch andere Sinneswahrnehmungen kaum so lebendig wiererstanden wären. Erst in jüngster Zeit wurde die Bedeutung des Geruchssinns für die Psyche wiederentdeckt, und das therapeutische Potential von Düften wird in einer »Aromatherapie« genutzt: Das tiefe Einatmen von angenehmen Düften entspannt und beeinflußt die Stimmung. Duft von frischem Brot, von Eukalyptus oder Lavendel hat individuell sehr ausgeprägte Wirkungen auf die psychische Befindlichkeit. Das genußvolle Schnüffeln von ausgesuchten Düften wird inzwischen eingesetzt gegen Schlaflosigkeit, Angstanfälle, Rückenschmerzen, Migräne und Freßanfälle. Gegen chronische Schmerzen wurde eine Kombination von muskulärer Entspannung und dem Inhalieren von Pfirsichduft erfolgreich erprobt. Psychoanalytiker in Frankreich setzen den Duft von Vanille ein, um bei ihren Patienten leichter Kindheitserinnerungen hervorzurufen.

Neben diesen bewußt wahrgenommenen Düften gibt es eine ganze Reihe von »subliminalen Gerüchen«, deren Wirkung uns kaum bewußt ist, die aber um so wirkungsvoller unser Verhalten beeinflussen und steuern. So wurde die Rolle der Pheromone, der sexuell stimulierenden Körperdüfte, für die Partnerwahl erst in neuerer Zeit erforscht.

Solche unbewußten olfaktorischen Signale beeinflussen das Partnerverhalten, die wechselseitige Attraktion oder Ablehnung. Wenn Paare sich buchstäblich »nicht riechen« können, dann spielen Pheromone und das daran gekoppelte Sexualverhalten eine maßgebliche Rolle. Umgekehrt geht »Liebe oft durch die Nase«: Pheromone steigern die Lust, binden uns an einen Geschlechtspartner, sind ein wesentlicher Bestandteil im Konzert der Sinne.

Lachen und Humor

Wann haben Sie zum letzten Mal richtig gelacht? Aus dem Bauch heraus, laut und schallend, in atemloser Euphorie? Wann hatten Sie zuletzt einen Lachanfall, bei dem Sie am Ende vergessen haben, was der Grund des Gelächters war? Wenn Sie so lachen können, und wenn Sie das oft tun, dann tun Sie sehr viel für Ihre Gesundheit. Lachen ist Medizin. Das »fröhliche Herz«, von dem in der Bibel die Rede ist, beugt Krankheiten vor und baut Streß ab. Die Rede ist allerdings nicht von dem höflichen Kichern in Gesellschaft, auch nicht vom zynischen und bitteren Lachen, mit dem wir Verachtung und Geringschätzung anderer ausdrücken. Das »gesunde« Lachen dagegen ist eine Form der Körperertüchtigung, die einem längeren Dauerlauf durchaus gleichkommt: Alle unsere Muskeln werden erfaßt, wir atmen heftig, und unser Blutkreislauf und damit die Sauerstoffversorgung werden angeregt. Auch der Kalorienverbrauch ist entsprechend. Man könnte also theoretisch auf dem Sofa sitzend abnehmen, wenn man genügend zu lachen hätte. Ob wir über Witze lachen, komische Situationen oder uns eine Diät aus Slapstick-Filmen verordnen, ist gleichgültig. Der Journalist Norman Cousins hat sich beispielsweise eine Lach-Therapie verschrieben, als er unter dem Dauerschmerz einer schweren Arthritis litt. Er berichtete, daß zehn Minuten Gelächter ausreichten, um ihm zwei Stunden schmerzfreien Schlaf zu verschaffen. Inzwischen ist in mehreren Untersuchungen die schmerzstillende Wirkung des Lachens erforscht worden: Zum einen werden Endorphine ausgeschüttet, also die körpereigenen Opiate, die für euphorische Zustände und Wohlbefinden verantwortlich sind, zum anderen wird der Spiegel für Adrenalin, Kortisol und weitere Streßhormone gesenkt. In einem Experiment hat das Betrachten lustiger Filme zu einer Erhöhung der Antikörper geführt, eine gesundheitsschützende Wirkung, die über eine Stunde lang anhielt. Wer also im Alltag große und kleine Probleme mit Humor bewältigen kann, wer auch unangenehmen Ereignissen eine komische Seite abgewinnt, tut etwas für sein Immunsystem. Die Medizin »Humor« muß möglichst häufig und regelmäßig eingenommen werden, dann ist sie eine der wirksamsten Vorbeugemaßnahmen, die sich denken läßt.

Lachen ist der menschlichste aller Genüsse: Wenn wir vor große Probleme oder Konflikte gestellt sind, haben wir mit den Tieren das Verhaltensprogramm »Flüchten oder Kämpfen« gemeinsam. Aber wir verfügen noch über eine dritte Möglichkeit, von der wir vielleicht noch zu wenig Gebrauch machen – wir können lachen. Lachen über das Problem, über uns selbst. So gewinnen wir Abstand von der stressigen Situation, denn die physiologische Erregung durch das Lachen blockiert die Angstreaktion. Die beste Art, der Welt die Zähne zu zeigen, ist, sie an- und auszulachen.

Essen

Der große Philosoph des Essens Jean-Anthelme Brillat-Savarin schrieb in seiner »Physiologie des Geschmacks«, die »Entdeckung« eines neuen Gerichtes bedeute mehr für das menschliche Glück als die Entdeckung eines neuen Himmelskörpers. Essen ist heute weniger als jemals zuvor in der menschlichen Geschichte eine Frage des Überlebens, der Selbsterhaltung, sondern vor allem eine Quelle für Genuß und Lebensfreude. Aber gerade weil wir täglich umgeben sind von tausend Verlockungen und Angeboten, gerade weil wir das ganze Spektrum aller Nahrungsmittel – von exotischen Früchten über Meerestiere bis hin zum »bodenständigen« Schweinebraten – jederzeit zur Verfügung haben und buchstäblich in einem Schlaraffenland leben, ist uns diese Quelle sehr getrübt. Statt zu genießen und aus diesem Genuß Lebensfreude und Gesundheit zu ziehen, pendeln immer mehr Menschen zwischen Unmäßigkeit und Selbstkasteiung hin und her. Eßstörungen gehören zu den sich am schnellsten ausbreitenden Krankheiten, Freß- und Magersucht sind dabei die schwersten Störungen. Aber auch der gesamte »Volkskörper« verfettet zunehmend, wie uns ein Nachmittag im Schwimmbad oder in der Sauna drastisch vor Augen führt. Das Problem scheint zu sein, daß wir entwicklungsgeschichtlich nicht auf diese Überfülle vorbereitet sind. Alle unsere biologisch programmierten Fähigkeiten, Nahrung zu beschaffen, sie zuzubereiten und zu genießen, wurden überwältigt. Supermärkte, Fast Food, Mikrowellenherde – all das unterminiert unsere natürlichen Instinkte und überrumpelt die biologisch eingebauten »Haltsignale«. Wir essen gerne Süßes, weil unsere Vorfahren aus süßen Früchten Vitamine und Energie bezogen. Daß uns fette Speisen so gut schmecken, geht auf das biologische Programm zurück, dem Körper gelegentlich ein »Polster« zu verschaffen – eine sinnvolle Einrichtung der Natur für Zeiten, in denen es immer wieder Hungerperioden gab. Diese Zeiten sind – zumindest für die Menschen in den Wohlstandsländern – vorbei. Millionen Menschen versuchen in immer neuen Diät-Varianten, überflüssige Pfunde zu verlieren, und vermeiden es ängstlich, dem Wohlgeschmack all dessen, was »gut schmeckt und dick macht«, erneut zu erliegen. Dieser Kampf gegen Pfunde ist jedoch von vornherein aussichtslos – der Begriff Jo-Jo-Diät beschreibt das Wechselspiel von guter Absicht, zeitweiser Selbstdisziplin und – Rückfall. Nur fünf Prozent haben wirklich Erfolg und halten das Wunschgewicht. Alle anderen quälen sich vergeblich – sie versagen sich Genüsse und nehmen dabei langfristig sogar zu! Ein Grund dafür ist beispielsweise die Unkenntnis von Körpervorgängen: Der Metabolismus verlangsamt sich in einer Fastenperiode, der Körper schaltet also auf ein »Sparprogramm« um, denn er kann nicht zwischen Fasten und Hungersnot unterscheiden. Also werden weniger Kalorien verbrannt, und der Körper speichert nach der Diät-Periode um so begieriger die wieder zugeführte Nahrung. Diäten bewirken also – vereinfacht ausgedrückt – nur, daß unser Körper noch besser darin »geübt« wird, Reserven, sprich Fettpolster anzulegen.

Übergewicht wird immer wieder als ein Hauptfaktor bei vielen Krankheitsbildern hervorgehoben. Es gilt als eines der Gesundheitsrisiken, die wir in der unaufgeklärten Sicht vieler Präventiv-Mediziner am leichtesten beeinflussen könnten, wenn wir nur wollten. Nur so ist auch der Vorstoß zu verstehen, übergewichtige Menschen mit höheren Krankenkassenbeiträgen zu belegen. Daß diese »Strategie« auch medizinisch unsinnig ist, beweisen neuere Studien über die oft irreführenden Begriffe »Normalgewicht«, »Idealgewicht» und »Übergewicht«. Sie beweisen, daß das größte Gesundheitsrisiko für stark untergewichtige und stark übergewichtige Menschen besteht, daß aber das Durchschnittsgewicht und ein leichtes Übergewicht am ehesten mit guter Gesundheit vereinbar sind. Die Lebenserwartung leicht übergewichtiger Menschen ist in den letzten Jahrzehnten eher gestiegen.

Damit Essen nicht zum Problemfeld in unserem Leben wird, sondern zu dem zentralen Genuß, der buchstäblich Leib und Seele zusammenhält, müssen wir einige Gewohnheiten und Denkfallen abschaffen. Es gibt allerdings keine Patentrezepte, wie der einzelne den Eßgenuß maximieren und die Gewichtszunahme minimieren kann. Aber ein paar Faustregeln können helfen, aus dem Essen wieder eine vernünftige Lust zu machen. Dazu gehört beispielsweise, Gewürze sehr viel bewußter einzusetzen. Da wir viele Geschmacksstoffe und Aromen über den Träger »Fett« genießen, ein Stück Fleisch also erst dann wirklich nach Fleisch schmeckt, wenn es »marmoriert« ist, gilt es, das Bedürfnis nach intensiven Geschmacksempfindungen mit der ganzen Bandbreite möglicher Geschmacksanreicherungen durch Gewürze zu befriedigen – Pfeffer, Senf, Knoblauch, alle Küchenkräuter, exotische Gewürze können so eingesetzt werden, daß sie Genuß und Geschmack steigern und indirekt die Mengen vermindern, die wir gewöhnlich essen, um »mehr« Geschmack zu haben. Das bedeutet beispielsweise auch, sehr variabel und abwechslungsreich zu essen – ein Plädoyer gegen »Fast Food«, bei dem wir große Mengen eines »monotonen« Nahrungsmittels brauchen, damit wir das Gefühl haben, es habe uns »geschmeckt«. Auch das Eß-Tempo ist zweifach bedeutsam: Zum einen können wir bei langsamem Essen besser genießen, zum anderen erhält der Körper eine Chance, auf Sättigungs-Signale zu achten. Wie in kaum einem anderen gesundheitsrelevanten Lebensbereich ist beim Essen die Verbindung von Gesundheit und Genuß ausschlaggebend.

– 13. Kapitel –

Lebenskunst: Klugheit und Genuß

»Was ist Tugend? Ein schöner Name für das einfachste Ding: Gesundheit.«
JOHANN WOLFGANG VON GOETHE

»Um gesund zu bleiben, muß man einfach der Welt im Ganzen zustimmen. Es ist kein Zufall, daß die modernen Bemühungen um eine medizinische Ethik immer wieder auf jene ganz alten Grundmuster und bewährten Leitlinien stoßen, wie wir sie als Kardinaltugenden kennen.« Der Medizinhistoriker Heinrich Schipperges versucht in seinen Büchern immer wieder, den Blick auf jene vergessenen und verdrängten »Heilkräfte« zu lenken, die in uns selbst liegen und die schon von den antiken Ärzten und Philosophen beschworen wurden. Lebenskunst ist in dieser Betrachtungsweise das beste Vorbeugeprogramm, eine gesunde Lebensführung baut auf Verhaltensweisen und Eigenschaften auf, die uns auf vielfache Weise gesund erhalten, gesunden lassen und glücklich machen. Dazu gehört es beispielsweise, »sich die Dinge so schmecken zu lassen, wie sie wirklich sind, was ja wohl in erster Linie das Wesen eines ›Homo sapiens‹ ausmacht«. Schipperges spielt damit auf den Zusammenhang von *sapere* = schmecken und *sapientia* = Klugheit an. Es ist klug, das Leben zu genießen. Klugheit und Genuß haben dieselbe sprachliche Wurzel, Lebenskunst besteht also darin, die Welt zu genießen. Gesundheit ist nicht Selbstzweck oder Funktionstüchtigkeit, sondern eher das »Medium« zu einer kreativen Existenz. Umgekehrt stabilisiert diese kreative Lebensweise, deren Merkmale in diesem Buch beschrieben werden, die körperliche und psychische Gesundheit.

Die medizinische Tradition, aber auch die moderne Psychologie bieten zahlreiche Erkenntnisse und Methoden an, wie dieses Wechselspiel zwischen sinnerfülltem, glücklichem Leben und Gesundheit erreicht werden kann. Diese

Erkenntnisse zu nutzen und in seinen Alltag zu integrieren wird angesichts der Probleme, wie sie von den »Propheten für die Medizin des Jahres 2000 als die kritischen Punkte errechnet worden sind« (Schipperges), immer wichtiger. Luft und Wasser, Speise und Trank, Arbeit und Freizeit, Sex und Rausch, das Sozialprestige und die Psychohygiene. Diese Punkte wurden von der älteren Heilkunde in dem berühmten Muster der sechs Lebensbereiche dargestellt, auf die sich jede Gesundheitsvorsorge zu konzentrieren habe. Diese sechs Lebensbereiche lassen sich mit unverminderter Aktualität so zusammenfassen:

◆ Umweltschutz (der Umgang mit den natürlichen Lebensbedingungen wie Luft, Licht, Wasser, Wärme, Boden, Klima, Landschaft, Wohnen, Erholung);
◆ Ernährung (Lebensmittel, Ernährungswandel, Fehlernährung, Mißbrauch von Essen und Trinken, Drogen, Medikamentenkonsum, Lebensmittelhygiene);
◆ Arbeitswelt (Streß und Ermüdung, Leistungsdruck, Gleichgewicht Arbeit und Muße, Freizeitprobleme, Arbeitszeit);
◆ Schlafen (Schlafqualität, Lärmstörung, Rhythmen von Wachen und Schlafen, mikrosoziales Milieu);
◆ innersekretorischer Stoffhaushalt (Bedeutung der Körperausscheidungen, Sexualleben);
◆ Affekthaushalt (Leidenschaften und Affekte, positive und negative Emotionen, Psychohygiene).

So übersichtlich und sinnvoll diese Einteilung der Lebensbereiche und »Aktionsfelder« für Vorbeugung und Gesunderhaltung auch sein mag – sie birgt die Gefahr in sich, daß sich der Gesundheitsbewußte wiederum in Einzelmaßnahmen verzettelt und erneut unter Leistungsdruck gerät, wenn er alle Bereiche »ordnen« will. Im Sinne einer salutogenetischen und »molaren« Betrachtungsweise von Gesundheit bedeutet Lebenskunst nicht, ein dichtes Netz von Regeln über den Alltag und das Leben zu legen, sondern übergreifende, in der Person des einzelnen verankerte Einstellungen zum Leben zu fördern.

Gesunde Verhaltensweisen im Sinne der Vorbeuge-Medizin werden nur dann aufrechterhalten, wenn sie Teil einer zwang-losen Lebenspraxis sind. Wenn wir uns nicht den Experten und ihren oft irreführenden und nutzlosen Empfehlungen und Ratschlägen ausliefern wollen, müssen wir uns bewußtmachen, was wir selbst tun können, um unsere Gesundheit zu fördern: Welche gesundheitsfördernden Eigenschaften im Sinne dieses Buches haben wir oder sollten wir entwickeln? Sind wir beispielsweise altruistisch genug, um »Helper's High« zu erleben? Finden wir in unserem Alltag die Genuß-Möglichkeiten, die uns zufriedener, ausgeglichener, gelassener und glücklicher machen? Können wir noch genießen, oder suchen wir das «Heil« in der Menge des Essens und Trinkens oder in der Dauer-Ablenkung des Fernsehens? Sind wir im Arbeitsleben eher passiv, ausgebrannt und verbittert, oder nehmen wir immer wieder neue Anläufe, mit Problemen und Schwierigkeiten fertig zu werden? Flüchten wir uns bei Rückschlägen in Selbstmitleid und Resignation, oder raffen wir uns auf und beweisen uns selbst, daß wir nicht so leicht unterzukriegen sind? Wenn das Buch solche Fragen bei Ihnen aufgeworfen hat, wenn Sie nachdenklich geworden sind angesichts der Ergebnisse des »neuen Denkens« in Medizin und Psychologie, dann stellen Sie möglicherweise auch fest, daß Sie in dem einen oder anderen Bereich Defizite haben. Und Sie fragen zu Recht: Wie lassen sich so globale Ziele wie »Lebenslust«, »Genuß«, »Glück und Gesundheit« erreichen? Droht nicht die Falle eines neuen Leistungsdrucks? Gibt es Strategien, die uns helfen können, Gesundheit über den »Umweg« des psychischen Wohlbefindens zu erreichen?

»Rezepte« für eine gesunde Lebensführung im Sinne dieses Buches gibt es sicher nicht. Aber es gibt eine ganze Reihe von psychologischen Erkenntnissen und Hinweisen darauf, wie sich »gesunde« Verhaltensweisen in die Lebenspraxis integrieren lassen.

1. Diversifikation: Je mehr Quellen für positive Erlebnisse sich ein Mensch erschließt, desto größer ist seine Chance, glücklich und gesund zu leben. Solche Quellen sind

im wesentlichen befriedigende, selbstgewählte und intrinsisch motivierte Tätigkeiten und Beziehungen. Ein breit gestreutes »Portfolio« schützt vor der Verengung des Lebens auf nur wenige Möglichkeiten zur Befriedigung. Es kommt darauf an, möglichst viele, voneinander unabhängige Lebensbereiche so zu gestalten, daß sie prinzipiell als angenehm und lustvoll erlebt werden können – Freundschaften, Hobbies, Sport, und so weiter. Langeweile und das Gefühl von Überdruß und Ausgebranntsein sind häufig die Folge, wenn eine einzige »hedonische Quelle« überstrapaziert wird. Im Extremfall verfügt ein Mensch nur noch über diese eine Quelle für Lust und Befriedigung – er ist süchtig geworden. Süchtige haben ihr Leben auf eine einzige Möglichkeit, Lust zu erfahren und zu genießen, verengt.

Ein breit gestreutes »Portfolio« schützt vor Krisen und Rückschlägen, indem es viele Ausweich- und Ausgleichsmöglichkeiten bietet. Wer beispielsweise nur in seinem Beruf aufgeht, dort alle Befriedigung und Anerkennung sucht und sein restliches Leben vernachlässigt, den trifft ein Konflikt am Arbeitsplatz oder gar eine Kündigung wie eine Katastrophe, weil er »alle Eier in einen Korb gelegt hat«. Wer dagegen aus anderen Quellen Kraft und Befriedigung schöpfen kann, ist diesem Streß weitaus weniger ausgeliefert. Es kommt also darauf an, sich nicht selbst auf einige wenige Interessen und Beziehungen zu reduzieren, sondern vielfältige Möglichkeiten für erfreuliche Erlebnisse und Kontakte offenzuhalten. Diversifizieren können wir, indem wir Interessen entwickeln und Talente pflegen, indem wir die vielen Rollen ausgestalten, die wir in unserer Welt ausfüllen können. Je komplexer, vielfältiger, abwechslungsreicher wir unser Leben gestalten, desto gesünder bleiben wir. Die Psychologin Patricia Linville von der Yale Universität hat in einer Studie nachweisen können, daß Menschen mit einem facettenreichen, vielseitigen Leben

weitaus weniger unter negativen Gefühlen wie Ärger oder Depression leiden und auch körperlich gesünder sind als wenig »diversifizierte« Menschen.
2. Bleiben Sie offen für Informationen, vor allem über sich selbst: Selbstachtung und Selbstwertgefühl sind zentrale Faktoren für Gesundheit und Wohlbefinden. Sie hängen vor allem davon ab, ob wir von anderen anerkannt werden, ob wir glauben, unser Leben im Griff zu haben, und ob wir im wesentlichen unsere selbstgesteckten Lebensziele erreichen. Das so entstandene Selbstbild sollte durch neue Informationen veränderbar bleiben – auch negative Rückmeldungen, die uns andere über Fehler, Irrtümer und so weiter geben, sollten uns nicht dazu verleiten, uns abzuschotten. Es gilt, Offenheit zu riskieren, ohne sich dabei selbst zu verleugnen. Negative Rückmeldungen sind unvermeidlich, wer sie völlig ausblenden will, gerät in einen Zustand ständiger Verteidigungsbereitschaft, der sehr viel Energie verbraucht und »defensiven Ärger« erzeugt.

Offen bleiben für Informationen bedeutet aber vor allem auch, die Gefahr der Sklerotisierung des eigenen Denkens zu vermeiden: Die Sozialpsychologin Ellen Langer hat in zahlreichen Experimenten zeigen können, wie gedankenlos Menschen zu werden drohen, wenn sie sich in immer denselben, eingefahrenen Lebensbahnen bewegen und sozusagen auf »automatischen Piloten« schalten. Diese Automatisierung des Denkens verengt unser Leben immer mehr, macht uns zu Gefangenen von Gewohnheiten und Denkklischees. Das Leben wird so schematisch und eingleisig. Ellen Langer plädiert für die Strategie des aktiven Denkens – der Aufmerksamkeit, Nachdenklichkeit, Achtsamkeit. Am Beispiel von alten Menschen konnte sie zeigen, wie negativ und lebensverkürzend es sich auswirkt, wenn das Denken nicht mehr herausgefordert wird. Die geistige Verkümmerung, wie sie in vielen Altersheimen geradezu programmiert ist, läßt alte Menschen sehr viel früher sterben, als dies unter anderen Lebensbedingungen nötig wäre. Umgekehrt zeigte sich, daß die ständige Herausforderung des Denkens, die negative Auseinandersetzung mit Alltagsproblemen lebensverlängernd und gesundheitsfördernd wirkt. Die verblüffenden Erfolge bei der Arbeit mit älteren Menschen geben, so meint Langer, »Grund zu der Annahme, daß die gleichen Techniken dazu benutzt werden könnten, auch schon im früheren Lebensalter die Gesundheit zu fördern und Krankheiten abzukürzen«. Geistige Flexibilität und die Bereitschaft, immer wieder neue Informationen aufzunehmen und alte »Gewißheiten« zu überprüfen, sind im Wortsinne geistige Waffen gegen vorzeitiges Altern und Krankheit: »Wann immer wir versuchen, uns selbst zu heilen und die Verantwortung nicht nur den Ärzten zu überlassen, ist jeder Schritt aktives Denken. Zum Beispiel stellen wir die destruktiven Kategorien von Krankheit in Frage (wie die Vorstellung von Krebs als einem Todesurteil). Wir begrüßen neue Informationen, ob sie aus unserem Körper kommen oder aus Büchern. Wir betrachten unsere Krankheit aus mehr als nur einer (der medizinischen) Perspektive. Wir arbeiten an der Veränderung des Kontextes, egal, ob es um Streß am Arbeitsplatz geht oder um deprimierende statt positive Ansichten vom Krankenhaus. Schließlich beschäftigt uns der Versuch, gesund zu bleiben, statt ›gesund gemacht‹ zu werden, notwendig eher mit dem Prozeß als dem Ergebnis.«

Eine besondere Form der Informations-Aufnahme, der Achtsamkeit lehrt der amerikanische Arzt und Psychotherapeut Jon Kabat-Zinn: Für ihn ist die Achtsamkeit oder Aufmerksamkeit die Fähigkeit, jeden Augenblick bewußt zu erfassen. »Es ist ein Bewußtseinszustand, der dadurch entwickelt wird, daß man seine Aufmerksamkeit vorsätzlich, also ganz bewußt, auf all jene Dinge richtet, über die man für gewöhnlich nie nachdenkt.« Diese Fähigkeit muß systematisch entwickelt werden – sie ist im Grunde eine Form der Meditation, ein Weg zu innerer Ruhe und Stärke. »Was immer wir auch tun, meist geschieht es unter Zeitdruck, und die Gedanken beschäftigen sich sowieso mit anderen Dingen. Es grenzt an Luxus, innezuhalten, um sich zu fragen, was man da eigentlich tut und warum. Achtsamkeit, egal in welcher Form, ist nicht gefragt und wird eher für etwas Exotisches und Nutzloses gehalten denn für etwas Praktisches und Segensreiches ... Die moderne Erziehung vermittelt leider recht einseitig den Lobpreis des Tuns, das ja doch von dem, der tut, völlig getrennt ist und nicht im geringsten Bezug zur anderen Seite der Medaille, dem Sein, herstellt. Die Frage, was man vom Sein lernen könnte, wird einfach nicht gestellt. Und obschon wir das Tun derart überbewerten, haben wir nicht gelernt, dabei achtsam zu sein.«

Für Kabat-Zinn ist die Kunst der Achtsamkeit ein Weg, die oft übersehenen und unterschätzten inneren Ressourcen nutzbar zu machen, die jedem Menschen zur Verfügung stehen, um mit Problemen fertig zu werden. Es kommt also darauf an, angesichts von Problemen, Krisen und Risiken nicht in hektisches und blindes Agieren zu verfallen, sondern sich die Dynamik eines Problems zunutze zu machen, so wie ein Kapitän die Kraft des Windes dazu nutzt, in die gewünschte Richtung zu steuern. »Die Übung der Achtsamkeit kann tiefe Entspannungszustände bewirken, zu großer innerer Ruhe und zu Einsichten führen, die aus der eigenen inneren Weisheit entstehen. Es ist, als erschlösse man sich ein bislang unbekanntes Terrain der eigenen Seele, von dem man gar nicht wußte, daß es vorhanden ist, oder von dem man höchstens vage Vorstellungen hatte. Dieses Terrain ist jener Teil des Selbst, den man als die Quelle aller positiven Energie bezeichnen könnte, jener Energie, die zu einem wirklichen Selbst-Verständnis führt und Heilung bewirkt.«

3. In die eigene Zukunft investieren: Alles, was die individuellen Fähigkeiten, Kenntnisse, Interessen, Beziehungen und Möglichkeiten für die Zukunft verbessert, besitzt »Investitions-Wert«. Ohne solche Investitionen ver-

mindert sich die Chance auf befriedigende und lustvolle Ereignisse. Ein großer Teil der psychischen Widerstandskraft, von der in diesem Buch die Rede ist, basiert auf Wissen und Bildung. Je besser wir die Welt um uns herum verstehen und interpretieren können, desto weniger werden wir sie als chaotisch, unzusammenhängend und bedrohlich erleben. Das Gefühl innerer Stärke und Kohärenz entspringt auch der Sicherheit, sich in Problemsituationen gezielt informieren zu können und ihnen nicht ausgeliefert zu sein. Wissen und Information helfen uns, rechtzeitig und richtig auf ökonomische und soziale Veränderungen zu reagieren und so Streß zu vermeiden.

Der Bildungsgrad eines Menschen erlaubt sogar genauere Vorhersagen über sein Erkrankungsrisiko als viele andere Faktoren. Zu diesem Schluß kamen irische Kardiologen bei einer Studie im Jahre 1984: »Unsere Ergebnisse lassen auf einen starken Zusammenhang zwischen Bildung und Herz-Kreislauf-Erkrankungen schließen ... Die unabhängige Wirkung des Bildungsgrades auf das Erkrankungsrisiko ist so stark wie die Wirkung von Rauchen, Blutdruck, Gewicht und Cholesterin *zusammen*.« Und in zahlreichen amerikanischen Studien konnte nachgewiesen werden, daß weniger gut ausgebildete Menschen sehr viel häufiger unter hohem Blutdruck leiden als gut ausgebildete.

In die eigene Zukunft investieren heißt also vor allem sich bilden und ausbilden, heißt auch: lebenslang lernen und Information aufnehmen. Kompetenz und Wissen vermindern unser Erkrankungsrisiko erheblich.

Gut informierte und lernbereite Menschen sind aber auch deshalb vor vielen unnötigen Frustrationen, vor Ärger und Depression geschützt, weil sie ihr Selbstwertgefühl nicht durch unsinnige Vergleiche belasten: Sie ziehen realistische Maßstäbe heran, wenn es beispielsweise um die Bewertung einer negativen Erfahrung geht. Statt also in einem »Immer trifft es mich«-Schmollwinkel zu verharren, können sie aufgrund ihres breiteren Wissens, ihres größeren Überblicks zu dem »gesünderen« Schluß kommen: »Es hätte alles noch schlimmer sein können.«

Neugier und Lernbereitschaft helfen natürlich auch dabei, sich ein vielseitiges »Aktivitätsportfolio« zu erschließen und geistig flexibel und wachsam zu bleiben. Die bisher genannten Strategien verstärken sich also gegenseitig.

4. Optimale Erfahrungen suchen: »Optimale Erfahrungen« nennt der ungarisch-amerikanische Psychologe Mihaly Csikszentmihalyi jene psychisch-körperlichen Zustände, in denen wir die Welt um uns herum und uns selbst vergessen, in denen wir so absorbiert und gefesselt sind, daß sich das Flow-Erlebnis einstellt, ein Gefühl des Fließens, des »selbstvergessenen Aufgehens im Tun«. Diese Freude am Tun hat Csikszentmihalyi in den 70er Jahren zuerst bei Bergsteigern, Schachspielern, Malern und Tänzern untersucht und beschrieben, wie diese Menschen den Zustand der Selbstvergessenheit und des Fließen erreichten. Dieses Fließen ist ein »autotelisches Erleben«, das heißt, die Menschen geben sich einem Ergebnis um des Zustandes selbst willen hin, nicht wegen damit verbundener Belohnungen oder der Anerkennung anderer. Das Tun selbst, das Erlebnis ist das Ziel. Dabei mag die Tätigkeit des »Fließenden« für Außenstehende eher mühsam und anstrengend oder sogar langweilig erscheinen. Wer jedoch vom Flow-Erleben absorbiert ist, der befindet sich »jenseits von Angst und Langeweile«. Er hat jenes optimale Maß an Konzentration, Selbstvergessenheit und Glück erreicht, das ihn jegliches Zeitgefühl verlieren läßt. Nur schwer kann man ihn aus diesem Bewußtseinszustand herausreißen. Das optimale Erlebnis in Flow beschreibt ein Tänzer so: »Deine Konzentration ist vollständig. Deine Gedanken wandern nicht herum, du denkst an nichts anderes. Du bist total in deinem Tun aufgegangen, in deinem Körper hast du ein gutes Gefühl. Der Körper ist über-

all wach. Deine Energie fließt leicht. Du fühlst dich entspannt, angenehm und energiegeladen.«

Ein Schlüsselelement für das Flow-Erlebnis ist, den idealen Schwierigkeitsgrad für die betreffende Tätigkeit zu finden: Überfordert sie die eigenen Kräfte, so entsteht Spannung und Angst, unterfordert sie die Fähigkeit, so resultiert Langeweile. Der richtige Schwierigkeitsgrad dagegen erfordert höchste Konzentration und den Einsatz aller Fähigkeiten, so daß schnell eine Bündelung der Aufmerksamkeit und ein »Aufgehen im Tun« erreicht wird. In dem Augenblick, in dem man sich zu fragen beginnt: Was mache ich eigentlich hier? oder: Mache ich es gut?, wird der Flow-Prozeß unterbrochen, die Verschmelzung von Handlung und Bewußtsein ist beendet.

Csikszentmihalyi nennt keine Rezepte, wie Flow-Zustände erreicht werden können. Aber indem er die Elemente dieser »optimalen Erfahrung« identifiziert hat, glaubt er, zumindest Anhaltspunkte und Hinweise geben zu können, wie mehr Zufriedenheit, Lebensqualität und schließlich auch Glück möglich werden: »Der einzige Rat, den ich geben kann, ist, auf Situationen zu achten, die Flow ermöglichen und dann zu versuchen, solche Erfahrungen zu vermehren. Es kommt darauf an, sich einer Vielzahl von Gelegenheiten auszusetzen, in denen man seine eigene Aktivität und sein Erleben beobachten und steuern kann, um dann solche Situationen und Erlebnisse anzustreben, in denen wir Flow erleben.«

Der direkte Weg zu »optimalen Erfahrungen« und zur Überwindung von Langeweile und Entfremdung liegt buchstäblich vor unseren Füßen, aber wir übersehen ihn allzuoft: Das Bewegen des eigenen Körpers ist bereits eine potentielle Quelle für Flow – wenn wir lernen, diese Bewegungen zu genießen, und aus ihnen Freude und Selbsterfahrung schöpfen können. Wenn wir unglücklich, deprimiert oder gelangweilt sind, kann uns körperliche Aktivität am schnellsten aus diesem Zustand reißen. Unser Körper ist die primäre Quelle für Flow-Erlebnisse, wenn wir seine Potentiale nutzen: Indem wir uns gekonnt bewegen, unseren Augen neue und interessante Reize bieten, indem wir schmecken, riechen und hören lernen. Alles, was der Körper und seine Sinne zu leisten vermögen, ist potentiell befriedigend. Wenn die Sinne und die Körperfunktionen unterentwikkelt bleiben, verschütten wir diese Quelle. Ein ungeübter und untrainierter Körper bewegt sich schwerfällig und unbeholfen, ein untrainiertes Auge sieht nur chaotische und uninteressante Dinge, ein untrainiertes Ohr fühlt sich selbst durch gute Musik belästigt. Die Verkümmerung der Sinne ist eine der wichtigsten Ursachen für Langeweile, Isolation und Entfremdung.

Körperliche Bewegung alleine jedoch schafft noch keine »optimalen Erlebnisse«: Flow wird erst möglich, wenn auch die Psyche und der Geist gefordert werden. Dazu bedarf es der Konzentration und des ständigen Verfeinerns der körperlichen Fähigkeiten. Ein Schwimmer beispielsweise muß gut schwimmen können, um aus dieser Aktivität Freude und Selbstvergessenheit zu gewinnen – Muskeln und Gehirn müssen gleichermaßen beansprucht werden.

Die genannten Beispiele zeigen, daß es nicht passiv konsumierte Vergnügungen sind (wie etwa Fernsehen), die uns »optimale Erlebnisse« verschaffen können, sondern die Freude und Selbstvergessenheit des Flow entspringt einer psychischen und körperlichen Anstrengung, einer oft unter Mühen gemeisterten Herausforderung. Nur wo wir psychische und körperliche Kräfte investieren und uns selbst gerade noch bewältigbare Aufgaben stellen, erleben wir jene Erfüllung und Befriedigung, die hier gemeint ist: Ein Tennisspiel gegen einen Gegner, der etwas besser ist als man selbst, das Lesen eines Buches, das uns neue Erkenntnisse bringt, ein intensives Gespräch, in dem wir plötzlich Gedanken ausdrücken, die uns selbst bis dahin verborgen waren, selbst das Aufräumen eines Zimmers oder eine andere eher unangenehme Tätigkeit können uns so absorbieren, daß wir hinterher das warme Gefühl tiefer Befriedigung erleben.

Das Element der Selbstvergessenheit macht »optimale Erfahrungen« für die Gesundheit so wertvoll: Wenn wir in einer Tätigkeit aufgehen, mit Leib und Seele dabei sind, transzendieren wir uns selbst, und unsere Gedanken kreisen nicht mehr länger um Probleme, Ängste, um die eigene Befindlichkeit. Gleichzeitig vermitteln Flow-Erlebnisse das Gefühl, schwierige Aufgaben aus eigener Kraft bewältigen zu können. Das Selbstgefühl und damit auch die Widerstandskraft gegen Streß und Krankheit werden gestärkt.

5. Sich an Orte und Objekte binden: Schöne, persönliche Gegenstände oder Landschaften und Gegenden, in denen man sich besonders wohl fühlt, sind stark unterschätzte Quellen für das psychische Wohlbefinden. Ein schöner Gegenstand kann angenehme Erinnerungen in uns wachhalten, ein Winkel in einem Park ist verbunden mit einer angenehmen Erfahrung. Eine Muschel, ein Stein, ein Kunstobjekt, Fotos – all diese Dinge können Episoden aus unserer Lebensgeschichte vergegenwärtigen, sie sind positive Symbole für unsere Existenz. Nicht die Anhäufung von teuren Statussymbolen oder die zwanghafte Sammelei von belanglosen Dingen und Nippes definieren unser Selbst, sondern die bewußte Gestaltung unserer dinglichen Umwelt, in der wir uns wohl fühlen wollen. Der Einfluß von Räumen, Arbeitsplätzen, Alltagsgegenständen auf unsere psychische und körperliche Gesundheit wird immer noch verkannt.

Bis weit in das 19. Jahrhundert hinein wurden Krankheiten »unspezifisch« erklärt: Sie waren die Folge davon, daß ein Mensch nicht mehr in Harmonie mit sich selbst und seiner Umwelt lebte. Irgend etwas muß aus dem Gleichgewicht geraten sein, und dieser Balance-Verlust machte ihn krank. Der Triumph der naturwissenschaftlichen Medizin am Ende des 19. Jahrhunderts und zu Beginn unseres Jahrhunderts bestand vor allem darin, eine »spezifische Ätiologie« entwickelt zu haben – die Heroen der wissenschaftlichen Medizin, Louis Pasteur und Robert Koch beispielsweise, konnten zeigen, daß es ein bestimmter Krankheitserreger war – etwa ein Mikroorganismus – der eine bestimmte Krankheit auslöste. Mikroben, Störungen des Metabolismus, physiologischer Streß – das waren jetzt eingrenzbare, identifizierbare Agenten der Krankheit. Die detektivische Suche nach solchen spezifischen Auslösern war das vorherrschende Denkmodell dieser medizinischen Epoche, und es beeinflußt bis heute Forschung und Praxis. Selbst da, wo die Medizin noch nicht fündig geworden ist und die Ursachen für Erkrankung noch nicht kennt – bei Krebs, Arteriosklerose, bei vielen psychischen Krankheiten –, geht sie immer noch davon aus, daß es nur noch eine Frage der Zeit und der Technologie sei, bis auch diese Ursachen gefunden sind.

René Dubos weist in seinem Buch »Mirage of Health« (Die Fata Morgana der Gesundheit) darauf hin, daß die Suche nach der Ursache ein hoffnungsloses Unternehmen ist, weil die meisten Erkrankungen die indirekte Folge einer Konstellation von Umständen und Bedingungen sind und keineswegs durch einen einzigen entscheidenden Faktor ausgelöst werden. Unser Leben ist viel zu komplex, als daß es sich in einem Laborexperiment nachstellen ließe. Und die Ergebnisse der neueren Forschung lassen nur den Schluß zu, daß so viele Faktoren für Gesundheit oder Krankheit eine Rolle spielen, daß die genaue Analyse ihres Zusammenspiels in jedem einzelnen Falle einem riesigen Puzzlespiel gleicht. Die Arbeit an diesem Puzzle verschlingt sehr viel Zeit, Energie und Geld – und der Erfolg ist, daran gemessen, eher gering. Vor diesem Dilemma gewinnt die Präventions-Idee ihre Konturen, und der alte, »primitive« Glaube, daß Krankheit eine Störung der Harmonie zwischen Mensch und Umwelt sei, stellt sich als das tragfähigere Theorem heraus. Es ist sinnvoll, von einer unspezifischen Schwächung der Lebenskraft als Vorbedingung für Krankheit auszugehen, und umgekehrt ist es die

Gesundheitsstrategie der Zukunft, sich auf die gesundmachenden und Gesundheit fördernden Kräfte der Person zu konzentrieren. Verhaltens- und Vorbeugemedizin wären in letzter Konsequenz die Wissenschaft von der richtigen Lebensführung, aus Ärzten müßten Gesundheitslehrer werden. Das Problem ist nur, daß das Gesundheits-Wissen, das sie vermitteln würden, zu sehr beschränkt ist und sich im Grunde – wie es ja heute schon geschieht – in Fitneß- und Ernährungsratschlägen, in Ermahnungen zur Enthaltsamkeit und der Aufforderung zu regelmäßigen Vorsorgeuntersuchungen erschöpfen würde. Dieser pädagogische Ansatz der Gesundheitsvorsorge ist begrenzt und wird auf Dauer kaum Erfolg haben.

Denn solange es nur darum geht, Krankheit zu vermeiden, und solange diesem Zweck jedes Mittel recht ist, wird das Paradox der Gesundheit nicht gelöst. Gesundheit ist nicht abgewehrte, verhinderte Krankheit, sondern das Resultat von Lebenslust und Lebensfreude. Sie hat viel mit Genießenkönnen, mit Weltzugewandtheit, mit Freundschaft, Liebe, Humor und Altruismus zu tun. Sie ist eine wichtige Vorbedingung für Glück, gleichzeitig jedoch stabilisieren Glück und Zufriedenheit auch die Gesundheit. Gesund sein heißt, die richtige Balance zu finden zwischen Selbstbeobachtung und Selbstvergessenheit: konzentriert und achtsam sein für die Signale der eigenen Psyche und des eigenen Körpers, daraus aber keine Nabelschau, keine ängstliche Selbstzentriertheit machen, sondern die Selbsterkenntnis als Kraftquelle zu nutzen, um sich anderen Menschen und anderen Dingen um so besser zuwenden zu können.

Glück und Gesundheit, die so eng miteinander zusammenhängen, lassen sich nicht auf direktem Wege anpeilen. Sie sind das Nebenprodukt einer Lebensweise, deren Grundzüge in diesem Buch umrissen wurden. Und es müssen Umrisse bleiben: Zwar können wir unser Leben so gestalten, daß die Bedingungen und Gelegenheiten für Gesundheit und Zufriedenheit möglichst günstig sind, erzwingen lassen sich beide nicht. Obwohl die Menschen seit Tausenden von Jahren über die Mittel und Wege zum Glück nachdenken, und obwohl uns die Lebens-Weisheit der Jahrtausende zur Verfügung steht, lassen sich daraus keine Regeln und Rezepte ableiten. Die Erfahrungen anderer lassen sich nicht in eine Formel verdichten, die für jeden einzelnen nutzbar wäre. Wie bei anderen komplexen Formen des Wissens und der Kennerschaft – etwa die Ausbildung eines Kunstsinnes oder politischer Urteilskraft – kann auch das Gesundheits-Wissen in eigener Sache nur durch Erfahrung, durch Versuch und Irrtum, durch Fehler und Rückschläge, durch Erprobung und Erfolg gewonnen werden. Gerade in unserer Gesellschaft, die dem einzelnen sehr viele Optionen und Möglichkeiten bietet, ihn aber durch ein Überangebot an allem auch verwirrt und verunsichert, sind traditionelle Regeln und Rezepte meist untauglich. Aber die Kunst der gesunden Lebensführung ist erlernbar. Sie kann uns helfen, unvermeidliche Krisen und persönliche Katastrophen zu bewältigen, indem sie all das aufnimmt und nutzbar macht, was das Leben an genußreichen, schönen Erlebnissen und Erfahrungen bereithält. Die sind nicht *auch* da, sie sind *vor allem* da – sie sollten das Zentrum unseres Lebens sein. Von dieser »Mitte« aus läßt sich leichter und gesünder leben. Wir müssen lernen, das Schöne und die Genüsse nicht als »Belohnung« für irgendwelche Anstrengungen und Kämpfe zu betrachten, sondern als den eigentlichen Sinn unseres Lebens. Dieser Hedonismus ist nicht a-sozial – im Gegenteil: Er ist nur möglich, wenn Konkurrenzdenken, Neid, Feindseligkeit und Ichzentriertheit überwunden werden können oder sich gar nicht erst etablieren. Wer nicht genießen kann, ist nicht nur ungenießbar, er lebt auch ungesund. Wer dagegen freundlich zu sich selbst ist, kann es auch zu anderen sein.

Zusammenfassung

Haben Sie sich nicht oft gefragt, warum manche Menschen auch in hohem Alter rüstig und lebensfroh sind, obwohl sie »unvernünftig« leben und »sündigen«: Zigarre, Wein, gutes Essen.... Und umgekehrt: Warum werden manche Gesundheitsfanatiker trotz ihrer asketischen und »vernünftigen« Lebensweise früh dahingerafft? Erst in den letzten Jahren ist die Medizin einem uralten, offenen Geheimnis wieder auf die Spur gekommen – daß nämlich ein genußreiches, aktives und bewußtes Leben der beste Schutz gegen Krankheit ist. Nicht die Summe der Risiken wie Cholesterin, Salz, Alkohol, Süßigkeiten und so weiter entscheidet über Gesundheit und Krankheit. Viel wichtiger sind Verhalten und Lebensstil. Es reicht nicht, sich ängstlich über alle Gefahren zu informieren und angestrengt jedes Risiko vermeiden zu wollen. Gesund ist vielmehr eine Einstellung zum Leben, die von Genußfähigkeit, Optimismus und Altruismus geprägt ist. Menschen mit diesen Eigenschaften halten sich Krankheiten buchstäblich vom Leibe. Sie stärken nachweislich ihre Abwehrkräfte, ihr Immunsystem, indem sie sich anderen zuwenden, die großen und kleinen Freuden des Alltags genießen und nicht allzu verbissen gesund bleiben wollen. Diese Lebenslust ist eine mächtige Waffe gegen den heute unvermeidlichen Stress, der als »Zivilisationskrankheit« immer größere Opfer fordert. Gesundheit ist Lebenkunst – und diese Kunst läßt sich erlernen. Dabei müssen wir als erstes begreifen, wie wichtig die Dinge im Leben sind, die wir oft geringschätzen oder für die wir keine Zeit haben: Spielen, genießen, herumtollen, faulenzen, schmökern, süffeln, schmusen.... Diese Alltagsfreuden gibt's nicht auf Rezept. Sie sind kostenlos – und ungeheuer gesundheitsförderlich!

Literatur

ABELE, ANDREA und PETER BECKER (Hrsg.): Wohlbefinden. Theorie, Empirie, Diagnostik. Weinheim 1991, Juventa.

ANTONOVSKY, AARON: Studying Health vs. Studying Disease. Vortrag auf dem Kongreß für Klinische Psychologie und Psychotherapie, Berlin, Februar 1990.

ANTONOVSKI, AARON: Unraveling the Mystery of Health. How People Manage Stress and Stay Well. San Francisco 1987, Jossey Bass.

BANDURA, ALBERT: Reflections on Nonability Determinants of Competence. In: Competence Considered, Robert Sternberg and John Kolligian (Eds.). Yale 1990, Yale University Press.

BARBER, ANNE E.: The Psyche-Soma-Connection. Illness and Wellness Factors. In: Somatics, Spring/Summer 1990.

BARSKY, ARTHUR J.: Worried Sick. Our Troubled Quest for Wellness. New York 1988, Little, Brown.

COUSINS, NORMAN: Der Arzt in uns selbst. Die Geschichte einer erstaunlichen Heilung – gegen alle düsteren Prognosen. Reinbek 1981, Rowohlt.

COUSINS, NORMAN: Head First. The Biology of Hope and the Healing Power of the Human Spirit. New York 1989, Penguin.

CSIKSZENTMIHALYI, MIHALY: Das Flow-Erlebnis. Jenseits von Angst und Langeweile: im Tun aufgehen. Stuttgart 1987, Klett.

CSIKSZENTMIHALYI, MIHALY: Flow. The Psychology of Optimal Experience. New York 1990, Harper and Row.

DEVRIES, MARCO: Question Mark? Reflexions on a Medicine of Spirit, Mind and Body. In: A New Medical Model: A Challenge for Biomedicine? H. Balner (Ed.). Amsterdam/Lisse 1990, Swets + Zeitlinger.

DENEKE, F.-W., ST. AHRENS, B. BÜHRINGS, ANTJE HAAG, U. LAMPARTER, R. RICHTER, U. STUHR: Wie erleben sich Gesunde? In: Psychother. med. Psychol. 37, (1987), S. 156–160.

DIENER, ED, ED SANDVIK, WILLIAM PAVOT: Happiness is the Frequency, not the Intensity of Positiv versus Negative Affect. In: Subjective Wellbeing, Fritz Strack, Michael Argyle, Norbert Schwarz (Eds.) 1991, Oxford, Pergamon.

DIENSTFREY, HARRIS: Where the Mind Meets the Body. New York 1991, Harper Collins.

DUBOS, RENÉ: Mirage of Health. Utopias, Progress, and Biological Change. New York 1959, Harper and Row.

EDWARDS, JEFFREY and CARY L. COOPER: The Impact of Positive Psychological States on Physical Health: A Review and a Theoretical Framework. In: Soc. Sci. Med., Vol. 27, Nr. 12, S. 1447–1459, 1988.

ENGEL, GEORGE L.: The Need for a New Medical Model: A Challenge for Biomedicine. In: Science 1977, 196: 129–135.

EPIKUR: Von der Überwindung der Furcht. Bibliothek der alten Welt, Zürich und München 1983, Artemis.

ERNST, HEIKO: Das Phantom Gesundheit. In: Psychologie heute, Januar 1991, S. 20–26.

ERNST, HEIKO: Gesund ist, was Spaß macht. In: Psychologie heute, Januar 1990, S. 23–29.

ERNST, HEIKO: Machen Sie sich ruhig Illusionen! In: Psychologie heute, September 1989, S. 20–28.

ERNST, HEIKO: Von der Seele reden. In: Psychologie heute, Oktober 1990, S. 20–27.

FEIDEN, KARIN: Hope and Help for Chronic Fatigue Syndrome. New York 1990, Prentice Hall.

FISCHMANN, JOSHUA: Type A on Trial. In: Psychology Today, 1987, Febr.

FRANK, RENATE: Körperliches Wohlbefinden. In: Wohlbefinden. Andrea Abele, Peter Becker (Hrsg.). Weinheim 1991, Juventa.

GEUE, BERNHARD: Therapieziel: Gesundheit. Berlin, Heidelberg 1990, Springer.

HARTMANN, FRITZ: Selbstverantwortetes Gesundsein. Vortrag auf dem Kongreß »Gesundheit in eigener Verantwortung« – Hannover 1991.

HEIMANN, HANS (Hrsg.): Anhedonie, Verlust der Lebensfreude. Ein zentrales Phänomen psychischer Störungen. Stuttgart 1990, Gustav Fischer Verlag.

HERRIGER, NORBERT: Die unverwundbare Familie – belastende Lebensumstände und psychosoziale Immunität. Unveröff. Manuskript, Fachhochschule Koblenz.

HERZLICH, CLAUDINE, JANINE PIERRET: Kranke gestern, Kranke heute. Die Gesellschaft und das Leiden. München 1991, C. H. Beck.

HOSEN, RON: Strategies for Enhancing Psychological Well-Being. In: Psy. Journal of Human Behavior, 27 (2), 1990, S. 20–27.

HUNT, MORTON: Faith, Hope and Placebos. In: Longevity, May 1991, S. 68–75.

JUSTICE, BLAIR: Wenn das Immun-System schwach wird. In: Psychologie heute 1991, März, S. 50–55.

JUSTICE, BLAIR: Wer wird krank? Hamburg 1989, Kabel.

KABAT-ZINN, JON: Gesund und Streßfrei durch Meditation. Das große Buch der Selbstheilung. Zürich 1992, Scherz.

KOBASA, SUZANNE and SALVATORE MADDI: The Hardy Executive: Health under Streß. Holmwood, III. 1984, Dow Jones-Irwin.

KOHN, ALFIE: Mit vereinten Kräften. Warum Kooperation der Konkurrenz überlegen ist. Weinheim 1989, Beltz/Psychologie heute.

LANGER, ELLEN J.: Aktives Denken. Wie wir geistig auf der Höhe bleiben. Reinbek 1991, Rowohlt.

LAZARUS, RICHARD S.: Der kleine tägliche Ärger, der krank macht. In: Psychologie heute 1982, März, S. 46–49.

LUKS, ALAN: Der Lohn der guten Tat: Gesundheit. In: Psychologie heute, März, 1989, S. 22–23.

LYNCH, JAMES: Die Sprache des Herzens. Wie unser Körper im Gespräch reagiert. Paderborn 1987, Junfermann.

MILZ, HELMUT und DIETER KALLINKE: Selbsthilfegruppen – eine Waffe gegen den Krebs? In: Psychologie heute, 1990, August, S. 36–38.

ORNISH, DEAN: Reversing Heart Disease. The Only System Scientifically Proven to Reverse Heart Disease Without Drugs or Surgery. New York 1990, Random House.

ORNSTEIN, ROBERT and DAVID SOBEL: Healthy Pleasures. Reading, Mass. 1989, Addison Wesley.

ORNSTEIN, ROBERT and DAVID SOBEL: The Healing Brain. Breakthrough Discoveries about how the Brain Keeps Us Healthy. New York 1987, Simon and Schuster.

PENNEBAKER, JAMES S.: Opening up: The Healing Powers of Confiding. New York 1989, Morrow.

POHRT, WOLFGANG: Der Weg zur inneren Einheit. Elemente des Massenbewußtseins BRD 1990. Hamburg 1991, Konkret Literatur.

RAGLAND, DAVID R. und RICHARD J. BRAND: Type A-Behavior and Mortality from Coronary Heart Disease. The New England Journal of Medicine, Vol. 318, Nr. 2, 1988.

ROBINSON, VERA M.: Humor and Health. In: Handbook of Humor Research. Paul E. McGhee and Jeffrey H. Goldstein (Eds.) Vol. II: Applied Studies. New York 1983, Springer.

ROSENFELD, ISADORE: Vorbeugen ist besser als Heilen. Ratschläge für das tägliche Leben. München 1991, Piper.

RUBINSTEIN, CARIN: Wellness is All. In: Psychology Today 1982, October, S. 28—37.
RUSSELL, BERTRAND: Die Eroberung des Glücks. Frankfurt 1977, Suhrkamp.
SAGAN, LEONARD A.: The Health of Nations: True Causes of Sickness and Well-Being. New York 1987, Basic Books.
SAMUELS, MIKE and NANCY SAMUELS: The Well Adult. How to Stay Well — What to do if You are Ill. New York 1988, Summit Books.
SCHIPPERGES, HEINRICH: Arzt und Patient in der Welt von morgen. Konturen einer modernen Medizin in Bewegung. Heidelberg 1983, Verlag für Medizin Fischer.
SCHIPPERGES, HEINRICH: Die Vernunft des Leibes. Gesundheit und Krankheit im Wandel. Graz 1984, Styria.
SCHIPPERGES, HEINRICH: Homo Patiens. Zur Geschichte des kranken Menschen. München 1985, Piper.
SCHIPPERGES, HEINRICH: Konzepte gesunder Lebensführung. Leitfaden einer Vorsorgemedizin. Wien 1990, Hollinek.
SCHWARZER, RALF (Hrsg.): Gesundheitspsychologie. Ein Lehrbuch. Göttingen 1990, Hogrefe.
SELIGMAN, MARTIN: Pessimisten küßt man nicht. Optimismus kann man lernen. München 1991, Droemer Knaur.
TAYLOR, SHELLEY: Positive Illusions. Creative Self-Deception and the Healthy Mind. New York 1989, Basic Books.
THOMAS, LEWIS: Die Medusa und die Schnecke. Köln 1981, Kiepenheuer und Witsch.
VIORST, JUDITH: Mut zur Trennung. Menschliche Verluste, die das Leben sinnvoll machen. Hamburg 1988, Hoffmann und Campe.
WEGNER, DAN: White Bears and Other Unwanted Thoughts. New York 1989, Viking.
WEIL, ANDREW: Heilung und Selbstheilung. Über konventionelle und alternative Medizin. Weinheim 1988, Beltz/Psychologie heute.
WOLFE, TOM: Fegefeuer der Eitelkeiten. München 1988, Kindler.
WOOD, CLIVE: Buffer of Hardiness: An Interview with Suzanne C. Quellete Kobasa. In: Advances, 1987, Vol. 4, Nr. 1, 37—45.

Was Ihnen die Kassen jedes zweite Jahr bezahlen: Alles über den Gesundheits-Checkup.

.Seit 1989 haben die Versicherten der gesetzlichen Krankenkassen jedes zweite Jahr Anspruch auf eine Reihe von Vorsorge-Untersuchungen, den Gesundheits-Checkup. Dieses Buch informiert darüber, was das »Gesundheitspaket«, enthält, das der Checkup bietet. Nützlich nicht nur für den Patienten, sondern auch für Ärzte.

Friedrich Haux
Der Gesundheits-Checkup
Reihe DIE NEUE GESUNDHEIT
180 Seiten, Hardcover mit vierfarbigem Schutzumschlag

Lernen Sie optimal schlafen.

Wie findet man sein optimales persönliches Schlafmaß, wie den richtigen Schlafrhythmus? Ein individuelles Programm zeigt, wie man seinen Schlaf verbessert und die eigenen Energiereserven vervielfacht. Das Buch hilft mit erprobten und bewährten Methoden nicht nur Streß abzubauen, sondern auch kostbare Zeit für sich selbst dazuzugewinnen.

Dale Hanson Bourke
Schlaf Management
Reihe DIE NEUE GESUNDHEIT
192 Seiten, Hardcover mit vierfarbigem Schutzumschlag

KREUZ: Was Menschen bewegt.

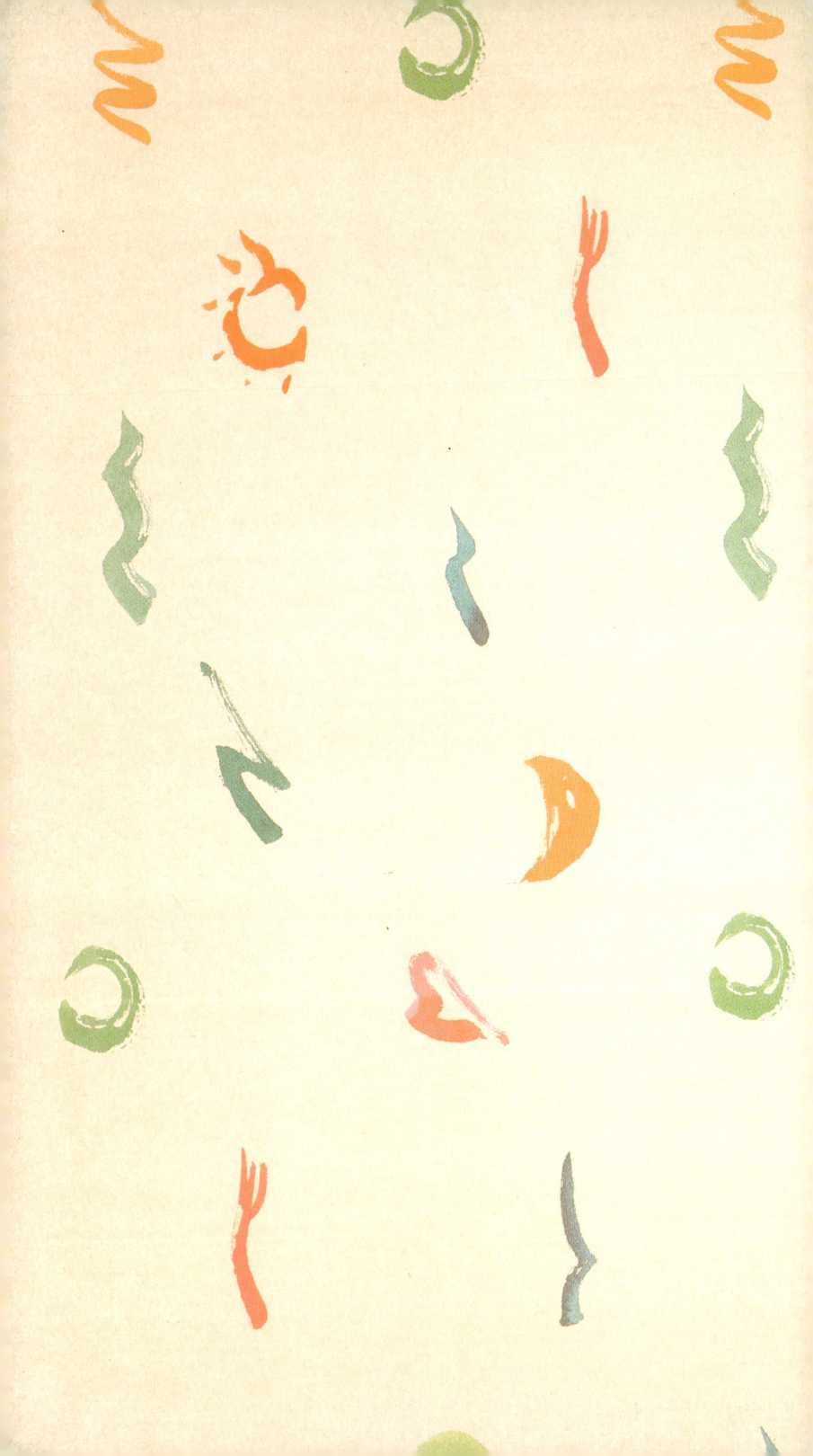